受動的音楽療法としてのジャズ

縄文ジャズ療法研究所主宰

金子好伸

MPミヤオビパブリッシング

カバー装画・本文イラスト　金子大輔

目　次

第1章　受動的音楽療法としてのジャズ ———— 5

ジャズと縄文 ———————————————————— 6
はじめに　──当縄文ジャズ療法研究所の「冠」縄文について———— 6
知覚循環　縄文人とジャズ演奏家の共通項を考える ————————— 8

ジャズの歴史 ———————————————————— 13
ジャズの誕生（1900年頃〜1920年代前半）
ジャズ草創期〜新たな音楽を生んだ異文化との融合による ———— 13
スウィングの時代（1920年代前半〜1940年代前半）———————— 14
ジャズの絶頂期ビ・バップ〜ハード・バップ（1940年代〜1960年代前半）—— 17
モダンジャズから現代ジャズ（1960年代前半〜現在）——————— 20

ジャズより他に神はなし ——————————————— 23
武満徹とジャズ ———————————————————————— 23
チャーリー・パーカーの鳥の歌の文法 ———————————————— 24
ジャズ療法としてのリレーション ——————————————————— 27

受動的音楽療法 —————————————————— 29
ジャズとオープンダイアローグ —————————— 35
ジャズによるマインドフルネス —————————— 39
ジャズ界の聖者ジョン・コルトレーンの軌跡 ——— 47
ジャズ聴取による三昧境と自己開発 ——————— 50
著者個人所蔵アルバム選　ジョン・コルトレーン ——— 53

第2章　ジャズ鑑賞における情動喚起と調整 —— 61
脳神経科学から考えるジャズの表現構造 ——————————————— 62

元来、音楽と言語、聴覚と視覚が深い関係性を持つ —— 69

大脳辺縁系 —— 71

ジャズ全脳活性化表現構造 —— 72

音楽と言語、聴覚と視覚が深い関係性をもつ —— 75

第3章　精神医療の現実 —— 87

日本の精神医療「隔離処遇」は江戸時代「座敷牢」から
始まった —— 88

精神病院を捨てたイタリア、捨てない日本 —— 93

イタリアの精神医療改革 —— 97

人類学は「驚き」を大切にする学問 —— 102

終　章　ジャズと生きる —— 105

縄文を生きる、ジャズと生きる —— 106

苦悩の存在論 —— 108

ジャズ的に生きるとはヒップに生きることだ —— 112

あとがき —— 115

参考文献一覧 —— 117

第1章 受動的音楽療法としてのジャズ

ジャズと縄文

はじめに ──当縄文ジャズ療法研究所の「冠」縄文について──

　当縄文ジャズ療法研究所の「縄文」の冠に違和感を覚える方もいることと思う。また、縄文人をマンガ、園山 俊二「ギャートルズ」の石器時代人と同一視する方も多いようである。

　縄文人は、縄文土器の発明、定住化、自然との共生で狩猟・採集・漁労活動を行い、植生の栽培の痕跡も確認されている。

　人々との共助は小児麻痺（ポリオウイルス説も）の子供が成人し、周囲に認められた証の抜歯跡（通過儀礼）などからも共生社会の構成員として認知された証。丁重に埋葬された痕跡の遺構もあり、開かれたコミュニケーション、共生・共助社会を実感するものである。

　当縄文ジャズ療法研究所は縄文時代に学べをテーゼに、誰人も差別や区別、隔離のない共生・共助社会の実現を縄文人に学ぶ。

　精神科病院における閉鎖病棟長期入院や拘束、最低「賃金」も支払われず、「工賃」の名目で作業所における低賃金雇用も隔離、差別に含まれると考える。

　かつ、黒人差別の渦中誕生した魂の音楽ジャズの存在意義と「音楽療法」としてのジャズによるカタルシス効果を体験し、当事者始め、ご家族の苦悩からの解放を実感して頂きたいと考えているものである。

　インディアンやアイヌなど、先住民族の豊かな文化や自然との共生を学ぶ。アメリカ大陸先住民族は侵略者により人権を剥奪されてきた。それでも人が足らずアフリカからも黒人を奴隷としてアメリカ本土に陸揚げした。

　縄文人は１万年以上続いた豊かで平和な社会を約２千年前に渡来系

弥生人により滅ぼされてしまった。縄文土器や土偶にみる芸術性は、あの岡本太郎も共感させた感性と悟性の賜物であり、造形美の原点である。

　哲学者、梅原猛いわく、縄文土器は黒人ジャズだと述べ、「共通の雰囲気をもつが同一作品はない」と述べる。

　土器の発明は、石器時代の移動生活から定住に変わってきた証である。土器に食物の貯蔵や煮炊きすることで、食の安全性が確保されるようになった。

　片や、音楽の原点は、奴隷という被差別者黒人により創出されたジャズである。4 beat や 6 beat などバックビートを用いたあらゆる現代ミュージックのルーツであり、縄文人、ジャズ演奏家双方共、過酷な環境が生み出した。自然環境と社会環境である。

　弥生時代以降、稲作の導入により水田拡大による山裾の浸食など、自然は支配するものになった。富の蓄えは人心を荒廃させ、弥生土器や埴輪には美的感性も失われて、実用、効率主義に陥り、埴輪に至っては権力の象徴となり、稲作収穫における「雑草」や「害虫」駆除の概念が生まれた。効率や能率主義は「優性思想」を生み、今日に続く差別、階級社会となった。

　クラッシック音楽は教会音楽から始まり、やがて、王侯貴族といった特権階級のための宮廷音楽が原初にあり、譜面を外すことは失敗である。今日、「現代音楽」ではジャズのアドリブが取り入れられており、また、近年はクラッシック音楽家を目指すもジャズ演奏家への転向も多く見られる。

　縄文人とジャズマンの共通項は感性と悟性が純化した境涯が高い人々と言えよう。当研究所では、土偶は「仏像」、ジャズは「音曼陀羅」と捉える。

知覚循環　縄文人とジャズ演奏家の共通項を考える

　U.ナイサー（心理学者）の「知覚循環」を元にジャズ演奏家と縄文人の共通項を考察したいと思う。

　U.ナイサーは、知覚を認知と現実世界が出会う重要な接点と捉えた。

　知覚とは目、耳、鼻、舌、皮膚の五感を司る感覚器官から直接的に情報を摂取する過程である。ウェルトハイマーが創始したゲシュタルト心理学[註1]が発展の原動力になっている。

［註］

（1）ゲシュタルト心理学は「ルビンの壺」（図1）で知られるように、視覚の錯覚「ゲシュタルト崩壊」から検証された。

　　　壺に見えるか、向き合う顔に見えるかというもので、同時に両方は認識できない。

　　　コロナ禍、後遺症で、嗅覚、味覚の異常が報告された。

　　　これもゲシュタルトの崩壊の一つである。

図1　ルビンの壺

　ウェルトハイマーは構成要素に還元することでは理解不可能な「仮現運動」や「プレグナンツの法則」を構成主義の反証として提言。私たちもパラパラ漫画やアニメを例に理解可能と思う。

　音楽のメロディーやリズムは構成要素の音階を取り出して調べても、メロディーやリズムの流麗さを理解するには構成要素の音の集合であるゲシュタルト（全体性）を知覚して味わう必要がある。

　ウェルトハイマーは、人間が「対象の位置と特徴」を的確に知覚（認知）する為には身体認知と空間認知、環境知覚情報を得るための「認知地図」が必要になってくるという。

　この長期記憶と短期記憶との間には常に相互交換がある。

　ジャズ演奏における創造的認知システムにおいては、ゲシュタルト的な力が大きな位置を占める。最も基本的な能力は近接するもの類似するものを極限まで区別する力である。ジャズ演奏においては知覚情報と認知の両者は不可分な関係にある。演奏では音楽の生成プロセスと、解釈、評価プロセスの両方に作用している。

　ジャズ演奏では、演奏された音楽を聴取し、複雑な要素を区別し、グルービングし、解釈しながらすぐ次の生成に繋げる。このサイクルが常に繰り返される。その結果全体として意味のある表現が構成されていく。

　縄文人の日常も同様で、情報処理と聞き取りという作業を同時に行うわけで、強い集中力を必要とする全脳的作業といえる。

　「内的反復力」の活性度合いはゲシュタルト的な感受能力の鍛錬や経験値の蓄積による。

　更に、新たな創造はゲシュタルト的感受能力の鍛錬が求められ、高度に構成的な認知プロセスが発動される。

　音楽学者、哲学者、L・メイヤーは「音楽における意味は『逸脱』によって生じ、蓋然性が逸脱によって妨げられたときに文脈や状況を超越して、音楽の非指示的な意味が成起する」とする。縄文人の日常

も偶発的逸脱の日々と思われる。

　L・メイヤーは逸脱類型として3点を上げた。

　　① 予測される現象の遅延

　　② 多義的可能性や曖昧さの現象

　　③ 事後予測不可能な状態

ドイツ・現代音楽作曲家、シュトックハウゼンは言う。

「意外性の契機が最も強いとき」とは「逸脱」の生起するときに他ならない。人々の「感動」を喚起するプロセスに他ならない。

　縄文人も、危機を創造に結び付けた収穫の際は「感動」を集落全員と共に、「動植物」の命に「いただきます」と生命の循環に感謝と、アイヌの「熊送り」同様に神への転身を祈り、祭祀を行う。

　「火炎土器」に代表される、装飾を施された、日常使用の土器とは別の土器や「縄文の女神」や「縄文のビーナス」など、意匠を託された土偶を祭壇に囲み、縄文太鼓や土笛を用い、歌い、舞い踊り、非日常のハレの日を祝う祝祭空間だ。

　ジャズの野外フェスティバルの感動の後のフィナーレにも近似する。

　ジャズ演奏家は意図的に逸脱行為をするときがある。

　新主流派の帝王といわれたマイルス・デイヴィスは、他の演奏家との協調から繰り返される精確には割り切れない拍動、偶発的でありながら必然性を感じさせうる逸脱の微妙なタイミングなどを意図的に行い、メンバーの創造力を鼓舞する。故に、マイルスの複雑に織りなされる音響情報の全てを模倣することは不可能である。

　以下はハービー・ハンコック（p）が、マイルスとのセッションでコードミスした体験を語る。1964年10月11日、イタリア・ミラノ「テアトロデラルテ劇場」でのマイルス・デイヴィス・クインテットライブ。マイルスはメンバーの逸脱をも創造に変えていく。ハービーがミスり、頭が真っ白にさせられるも、マイルスにより最高の演奏が

できたというものだ。マイルスはミスとは捉えず、想定外と、臨機応変に対応した。人生の教訓だとハービーは語る。

　夢のようだった。すべての音楽家が羨望するような夜。緊張の一線が張り詰め、徐々にピークに近づく。マイルスの代表作 "So What" に入った。ウェイン・ショーターのソロが終わり、トニー・ウィリアムズのドラムが火を噴き、ロン・カーターは煙を上げ、マイルスがソロを吹き、演奏は最高潮を迎え、ピークに達したとき、俺もあるコードを弾いた。

　そのコードは 100% 完璧なまでに全くもって、ミスった……

　誤ったコード。誰が聞いても間違っていた。せっかく盛り上げた夜を崩壊させた感覚だ。一瞬にしてね。その瞬間、時間が止まった。ショックだった。心が壊れた。

　しかし、次の瞬間、マイルスは息継ぎをするとあるフレーズを吹いた。そのコードに合わせてね。唖然とした。一体どうやったんだ！　魔法にかかったのか。それとも魔術か。催眠術か。ミスコードを正解コードにどうやって変化させた。不可能なはずだ。

　謎が解けるのに時間がかかった。マイルスはそれを「ミス」として認識せず、ただの「想定外」として受け取った。先入観をもった者は彼ではなく、私だった。マイルスはジャズ演奏家の鏡だ。何が起きても臨機応変に対処する。人生の教訓としても見習わなければならない。
（出典：https://t.co/kSgwlcQWyb　―ハービー・ハンコック、マイルスバンド文字起こし―）

縄文人も自然災害など、ジャズ演奏家の意図的逸脱とは違い、偶然的逸脱の日々と察せられる。縄文人も個人的鍛錬はもとより、一方では、既存の技巧や知識を踏まえながら、その実績に絶えず疑問を持ち、試行と修正を繰り返す作業「確認」プロセスであり、逸脱と追認を繰り返す認知的な交渉にもとづく構成的手法であり、縄文人は、ジャズ演奏の表現構造を楽器を使わず日常活動で実践してきたといえよう。

　故に「縄文人は日常活動でジャズってた」との結論に結び付く。

ジャズの歴史

ジャズの誕生（1900年頃〜1920年代前半）
ジャズ草創期〜新たな音楽を生んだ異文化との融合による

　米ルイジアナ州の港町、ニューオーリンズで1900年頃に誕生したとされるジャズだが、ニューオーリンズがかつて欧州から移住した人々や欧州系白人と黒人の混血「クレオール」や、奴隷制があった時代にアフリカから労働力として強制的に連行された人々など、多種多様な人種が集まり、新たな文化が生まれやすい人種の坩堝だったということである。

　20世紀初頭、米国では過酷な労働を強いられた黒人労働者が怒りや苦悩、不満といった自らの感情を表現する手段として用いた音楽が労働歌、ブルースへと発展した。これに加えて、ニューオーリンズでは歓楽街「ストーリーヴィル」などのピアニストたちが軽快なタッチで演奏する「ラグタイム」で人気を集め、アフリカ系の人々もトランペット、トロンボーン、クラリネットといった西洋楽器を使ったマーチングバンドによる街頭演奏を行うようになっていた。ジャズが誕生したのは、同時期の様々な音楽がニューオーリンズで発展・融合し強烈な「化学反応」を起こした結果といっていい。

　ニューオーリンズから華やかに羽ばたいた最大のミュージシャンは「サッチモ」と呼ばれたトランペットのルイ・アームストロング。他にも「ジャズ・ミュージシャンの父」とも言われるコルネット奏者のバディ・ボールデン(註1)や同じコルネットのジョー・〝キング〟・オリヴァー、ラグタイムを発展させ、ジャズの礎を築いたといわれるピアニストのジェリー・ロール・モートンなどがいるが、残念ながら現在残されている音源は僅かで、ジャズ草創期の全貌が解明されない一つの障壁に

なっている。

［註］

（1） バディ・ボールデン（1877−1931） コルネット奏者　54歳没
　　　弦楽器中心だったラグタイムから金管楽器を主導にブルースを演
　　　奏した。自由で、より即興に予測のつかない演奏スタイルを草案
　　　した。理不尽で不条理な黒人差別の渦中、アルコール依存に。23
　　　歳頃、統合失調症発症するも絶え間ない即興演奏スタイルで知
　　　られる。7年後精神病院に収監される。ジャズでの録音もこの時
　　　期。1917年、ニューオーリンズ出身の白人5人組バンド「オリジ
　　　ナル・ディキシーランド・ジャズ・バンド」だったといわれてい
　　　る。

この時代の代表的なミュージシャン

• ジョー・〝キング〟・オリバー（1885−1938） コルネット奏者
　オリバーは、ミュートを使用した演奏を他に先駆けて開拓し、ル
　イ・アームストロングの師であり、教師であった。ルイ・アームス
　トロングの代表的な楽曲「ウエスト・エンド・ブルース」と「ウェ
　ザー・バード」はオリバーの作曲である。オリバーの影響力は、ル
　イが「もし、ジョー・オリバーがいなかったら、今日のジャズはな
　かっただろう」と主張するほどであった。

スウィングの時代（1920年代前半〜1940年代前半）

　ニューオーリンズで生まれたジャズが転機を迎えたのは1917年。
これまで貿易従事者、港湾労働者を中心に音楽や酒、賭博、売春の中
心だった歓楽街「ストーリーヴィル」が第二次世界大戦の影響で閉鎖
され、仕事にあぶれた多くのミュージシャンたちがミシシッピ川に

沿って北上してシカゴに辿り着いた。すでにニューオーリンズで人気者になっていたルイ・アームストロングもその一人で、彼は 1922 年ごろシカゴに、更には今や「ジャズの聖地」となったニューヨークに拠点を移した。

　ルイの足跡と軌を一にする形で 1920 年代からジャズ文化の中心地に躍り出たのはニューヨーク。歌や踊りのバックに流れる音楽として、ハーレムや高級クラブなどで高い人気を誇った。更にジャズの成長を後押ししたといわれるのは 1920 年に制定され、1933 年まで 13 年間続いた「禁酒法」だった。ジャズはこの禁酒社会のさなか、皮肉にも暗黒街のマフィアらによる「スピーク・イージー」と呼ばれた違法酒場で不可欠な音楽となり、人の感情を高揚させる「酒と音楽」はいつの世も切り離せないものだったことが窺える。

スウィング・ジャズ

　1929 年にいわゆる「世界大恐慌」が発生し、ニューヨークのウォール街が壊滅的な打撃を受けた。人々はこの恐慌がもたらした絶望感の中、ジャズという音楽に一筋の明るい光、未来への希望を期待するようになった。この結果生まれたのが陽気で自然と体が踊り出してしまうような「スウィング・ジャズ」だった。1930 年代にはクラリネット奏者のベニー・グッドマン[註1]やピアニストのデューク・エリントン[註2]、カウント・ベイシー[註3]、それにトロンボーンのグレン・ミラー[註4]らがトランペット、サックス、トロンボーンなどによる大編成のビッグバンドを率いて、米国各地のダンスクラブを席巻した。

　スウィング・ジャズの栄華を示す出来事として今でも語り継がれるのが 1938 年のベニー・グッドマン楽団によるカーネギー・ホールでのコンサートといわれている。「シング・シング・シング」「イン・ザ・ムード」「A 列車で行こう」といった、今でもブラスバンドなどで頻繁に演奏されるナンバーが多いのも、この時代のジャズ人気の高

さを象徴しているのではないだろうか。

[註]
(1) ベニー・グッドマン、ロシア系移民。
(2) デューク・エリントン、父親は著名な白人医師。
(3) カウント・ベイシー、父親は白人判事。
(4) グレン・ミラー、ドイツ系アメリカ人。

この時代の代表的なミュージシャン

- デューク・エリントン（1899－1984）バンドリーダー・ピアニスト
  米国が生んだ最も偉大なミュージシャンの一人にして、ビッグバンドの草分け的存在。1927年にニューヨークの高級クラブ「コットンクラブ」に出演を果たして以降、アルトサックスのジョニー・ホッジスなど演奏者の個性を輝かせる華のある作曲・編曲で熱狂的な支持を集めた。
- カウント・ベイシー（1904－1984）バンドリーダー・ピアニスト
  デューク・エリントンと並び称されるスイング・ジャズの大家。1930年代にカンサス・シティでビッグバンドを立ち上げると、聴衆を興奮の渦に巻き込むかのような歯切れのよいリズムとアップダウンが激しいながらも統制の取れたサウンドが一気に全米で注目を浴びるようになった。
- ベニー・グッドマン（1909－1986）トロンボーン奏者・リーダー
  1930年代、アメリカでは、ジムクロウ法による人権隔離政策を取る南部では勿論、ニューヨークなど北部でも白人と黒人が同一バンドで演奏することはなかった。ベニー・グッドマンは悪しき慣習を打ち破り、黒人ドラマーやギタリストを採用した。野球のメジャーリーグに初の黒人選手ジャッキー・ロビンソンが登場する10年以上前のことである。ベニー・グッドマンは、肌の色などより、その時

代の優れたミュージシャンを採用し、新しい息吹を迎え入れ、自分の楽団を常に第一線の刺激的存在にしておくことが、グッドマンにとって最優先だった。楽団から出てくる音さえ素晴らしいものであれば、ご機嫌なスイングさえあれば関係なかった。（出典：ジャズ入門綜合情報@jazzより）

ジャズの絶頂期ビ・バップ〜ハード・バップ（1940年代〜1960年代前半）

　一般大衆にジャズを広めたスウィングであったが、1940 年を過ぎるとダンスと一体化したジャズを毛嫌いする聴衆やミュージシャンも現れ、発展を繰り返したジャズの歴史にあって、初の「倦怠期」がやって来た。こうした中、ビッグバンドに所属していた当時の若手ミュージシャンがニューヨークのハーレム街に近い「ミントンズ・プレイハウス」に出入りし、本来の仕事を終えた後にジャムセッションを繰り返すようになった。ミントンズ・プレイハウスでは従来のスウィングにはない、コード進行に基づくアドリブを中心とした自由な演奏が繰り広げられた。アルトサックスのチャーリー・パーカー、トランペットのディジー・ガレスピー、ピアノのセロニアス・モンクやバド・パウエル、ギターのチャーリー・クリスチャン、ドラムのケニー・クラーク etc、ジャズ史を彩る偉大なるミュージシャンの数々がこうしたジャムセッションで熱い魂、創造力をぶつけ合い、「ビ・バップ」という新たなジャズが生まれた。彼らが 60 年以上前に録音で残した超絶技巧の数々は今も色あせないどころか、一層輝きを増しているといえる。

　従来のジャズの常識を覆したビ・バップはいわゆる「モダン・ジャズ」の基礎になり、様々なジャズの変化形を生み、「ジャズの帝王」マイルス・デイヴィスはパーカーの薫陶を受けた後、知的でビ・バッ

プよりも感情を抑えた「クール・ジャズ」の流れをつくり、その後1950年代前半に白人ミュージシャン中心に西海岸で一大センセーションを巻き起こした編曲重視の「ウエスト・コースト・ジャズ」の端緒にもなった。絶大な人気を誇ったトランペットのチェット・ベイカー、バリトンサックスのジェリー・マリガンは「ウエスト・コースト・ジャズ」の代表格で、「小鳥のささやき」のような音色で人気を集めたテナーサックスのスタン・ゲッツもこうしたクール・ジャズの延長線上のミュージシャンである。

一方、1950年代前半からビ・バップをよりわかりやすく発展させた音楽がニューヨークなど東海岸中心に「ハード・バップ」として花開き、全体を通して「アドリブ合戦」になり、やや緊張感がありすぎた感も否めなかったビ・バップを更に咀嚼し、感情や曲の起伏を鮮明にして単調さを排除したといえばわかりやすいかもしれない。人々は常にマンネリ化した音楽を目の当たりにすると、新たな音楽を渇望するようになる。

ハード・バップ幕開けの号砲を放ったのは1951年録音のマイルス・デイヴィス「ディグ」だという説が有力であり、「ディグ」にはテナーサックスのソニー・ロリンズ、アルトサックスのジャッキー・マクリーン、そしてドラムのアート・ブレイキーといった錚々たるメンバーが参加し、若干青さが残るものの新時代の到来をうかがわせる演奏を見せてくれた。ビ・バップからクール、更にはハード・バップと、ジャズの変遷はマイルスとともにあるといっても過言ではない。

更に1954年、ニューヨークのライブハウス「バードランド」で録音された「バードランドの夜」は「ハード・バップ誕生の瞬間」を捉えた歴史的名盤といわれており、演奏するのは「ジャズ・メッセンジャーズ」の前身となるアート・ブレイキーとピアノのホレス・シルヴァーによる双頭クインテット。後にドラマーのマックス・ローチとのクインテットを立ち上げるトランペットのクリフォード・ブラウン

がセッションに参加していたことを考えても、「バードランドの夜」の価値に頷けよう。

　死ぬまでジャズの最前線に立ち続け、常に時代の一歩先を行ったマイルス、ジョン・コルトレーンやソニー・ロリンズといったマイルスの門下生、その後30年以上にわたり、若手の登竜門「ジャズ・メッセンジャーズ」のリーダーとしてジャズ界を牽引するアート・ブレイキーとその師弟たち etc。彼ら先駆者のほとばしる音楽への情熱がこの後1960年代にかけて絶頂期を迎えるジャズ黄金時代の屋台骨を支えていった。

この時代の代表的なミュージシャン

- チャーリー・パーカー（1920－1955）アルトサックス奏者
  アドリブに象徴されるビ・バップの創始者。モダンジャズの歴史はパーカーから始まり、その後のすべてのミュージシャンは彼の奏法を基礎にジャズを発展させたといえる。酒・女・麻薬に溺れ続けた破天荒な人生もジャズ・ミュージシャンらしさの典型例として語り継がれている。
- マイルス・デイヴィス（1926－1991）トランペット奏者
  1940年代のビ・バップ期からこの世を去る91年まで、ジャズ界を常に牽引し続けた最大のカリスマ。抑揚を付けたクールなトランペットの音色とバンドリーダーとしての優れた才能はほかの追随を許さない。演奏家の資質を見抜く慧眼も超一級で、彼のバンドからはジョン・コルトレーンやハービー・ハンコックなど数々の才能あふれるミュージシャンが巣立っていった。
- セロニアス・モンク（1920－1982）ピアニスト
  モダンジャズ期の異才。独特の感性や時空の歪みを連想させる変則的なリズム、不協和音が織りなす音楽は、鍵盤を叩く音を1回聴くだけでモンクその人とわかるほど唯一無二にして絶対的。偏屈な性

格もあいまってか、時代を先取りしすぎて人々に理解されない一面もあったが、その揺るぎない音楽性や彼の名曲の数々は時代を超えて燦然と輝き続けている。

モダンジャズから現代ジャズ（1960年代前半〜現在）

試行錯誤するジャズ「脱ハード・バップ」への動き

　しばらく続くと思われたハード・バップを中心とするジャズの潮流を変えたのはまたしてもマイルス・デイヴィス。ハード・バップまでの曲のコード進行に沿って一定の小節を吹き終えたらまた頭のコードに戻り、アドリブの掛け合いをする奏法から、現代音楽などに見られる音階、メロディーラインを生かしたモード奏法への脱却を試みたのであり、集大成ともいえるのが1959年の「カインド・オブ・ブルー」。初めの一音を聞いただけでも、新たな歴史の萌芽が感じられる名盤中の名盤である。この後、マイルスは60年代、ハービー・ハンコックやウェイン・ショーターらと黄金クインテットを結成し、モード・ジャズを牽引した。

　「カインド・オブ・ブルー」に愛弟子のテナーサックス奏者、ジョン・コルトレーンが参加していたことも見逃せず、彼はこのアルバムの直後に録音された「ジャイアント・ステップス」で超絶技巧を駆使した、畳み掛けるような音符の嵐で聴く者だけでなく、共演者までも圧倒する「シーツ・オブ・サウンド」を披露し、ハード・バップの到達点を示した。ハード・バップを極めたコルトレーンにモード奏法という新たな「武器」が加わり、自分の感情や思想を音楽という手段を通じて最大限爆発させたいと考えていたコルトレーンをコードの束縛から解放した。これが後に触れるフリー・ジャズの広がりにも繋がっていくことになる。

　ハード・バップの余韻を残しつつ、新たな方法論を産み出したマイ

ルスとその弟子によるラインとは別に「自由への飛翔」を模索していたのがアルトサックスのオーネット・コールマンであり、彼の音楽、いや音楽というよりも阿鼻叫喚、喜怒哀楽といった人間の感情そのものを表現したかのような「音の原風景」ともいえる演奏は当初ほとんど受け入れられなかった。しかし、前述したマイルスやコルトレーンによる「ポスト・ハード・バップ」に向けた試行錯誤の動きや、アルトサックス、フルート、バスクラリネットを駆使して従来のジャズとフリー・ジャズの間を巧みに空間移動し、橋渡し役を果たしたエリック・ドルフィー、「激情型ジャズ」の代表格ともいえるベーシストにして名作曲家、有能なバンドリーダーでもあるチャールス・ミンガスなどの精力的な活動が融合し、フリー・ジャズの大きなうねりが生じる。

　1970年代にはマイルスや彼の弟子のハービー・ハンコックやウェイン・ショーター、チック・コリアらがジャズに電子楽器やエイトビートのようなロックの要素を取り入れたフュージョンを演奏するようになり、一躍ジャズの主流に躍り出た。特にショーターとジョー・サヴィヌルが中心となって結成した「ウェザー・リポート」、チック・コリアの「リターン・トゥー・フォーエバー」はジャズファンでない人々にも支持され、ジャズの裾野を広げていく。しかしその反面、フュージョンの台頭は伝統的なジャズの衰退をも意味して、かつてジャズが聴衆を熱狂の渦に巻き込んだ時代は終わり、「暗黒時代」が到来したと嘆息した人々も少なくなかった。

　その一人、理論的ジャズ評論家相倉久人は『ジャズは死んだか』を上梓した。

　1980年代以降はウィントン・マルサリスなどの若手を中心に、フュージョンからの「揺り戻し」を狙った伝統的ジャズの見直しの動きが広がる一方、クラシックや民族音楽、ポップスなどとの融合も進み、一言で「ジャズ」と括れなくなるほど多様な音楽へと進化している。

この時代の代表的なジャズ・ミュージシャン

- ジョン・コルトレーン（1926－1967）サックス奏者
  1955年にマイルス・デイヴィスに見いだされてバンドメンバーとなり、一気に頭角を現すと、後にマイルスから独り立ち。複雑なコード進行をもとに、ロングフレーズを一気に吹ききる圧倒的な技術と深い精神性や思想に裏打ちされた激情型のサウンドは、ジャズを芸術の域にまで高めた。アルバム「至上の愛」はコルトレーン音楽の集大成となった

- ハービー・ハンコック（1940－）ピアニスト・作曲家
  現代のジャズ界を代表するピアニスト。マイルス・デイヴィスのバンドに加入して以降は「新主流派」の旗手として1960年代のジャズ・シーンを牽引。広大な宇宙を漂流するかのような流麗かつ斬新なサウンドは、フュージョンに繋がる次世代の扉をこじ開けた。演奏の傍ら、ジャズフェスティバルなどのプロデューサー的役割もこなし、ジャズの普及と発展にも精力的に取り組んでいる。

- ウィントン・マルサリス（1961－）トランペット奏者・作曲家
  完成された技術とクラシックやジャズの理論を極めた頭脳的なプレイにより、電化が急速に進み、「ロック的」色彩が濃くなっていたジャズから伝統的なジャズへの回帰を目指した世界有数のトランペッター。後進の指導にも大変熱心。ただ、あまりに完ぺきな演奏から、創造性や面白みが欠けるとの評価もある。（出典：ジャズ入門綜合情報@jazzより）

ジャズより他に神はなし

　ニーチェは神は死んだと叫び、ベルグソンは各人の生命の躍動感を説いた。ジャズ評論家・故　平岡正明は『ジャズより他に神はなし』と自著に表題を付し、ジャズのスピリットによる人間変革と社会変革をテーゼとした。故　相倉久人・ジャズ評論家は「ジャズの表現構造及び活性化理論」を打ち立て、不動の体系化を構築した。

　ジャズへの耽溺のため、現代音楽家の道を選択した巨匠、武満徹の個を超越した祈りとしてのジャズ論。

武満徹とジャズ

• 武満徹（1930－1996）現代音楽・作曲家・映画音楽

　武満徹はモダンジャズを作曲することも多く、前面に出ることは少なかったが、草月アートセンターでの日本へのモダンジャズ導入にあたり、ワークショップを支えてきた。いち早く、ウェイン・ショーターの天才性を賛美した。

　武満は父親がジャズ好きだった影響もあり、子供の頃からジャズを聴いて育った。また、終戦後の進駐軍との間にもジャズとの繋がりがあった。そんな武満のすぐそばにあり、ここから、武満の作曲の源泉の一つにジャズが関わっていた。

　彼は、ジャズの即興という性質そのものに、人間の激しい個性と生命の躍動をみてとっていた。

　何となくに聴こえてくる鳥の歌は無意味なのではなく、鳥にとってはコミュニケーションのために機能している。

　また、即興的で自由なものと聴いてしまうこともできる。ジャズの演奏そのものもまた、音の生成とその聴取理解を試す側面をもってい

るだろう。そして、武満は、そのようなジャズへの親近感を強く示しながらも、個と個の関係のなかで結ばれる境地としては、ジャズとは異なる方向に向かっていった。その点を彼の「祈りをめぐる思索」に着目して考えてみたい。

チャーリー・パーカーの鳥の歌の文法

　ジャズはある曲が繰り返されるとしても、奏者によって、そのたびごとにアレンジされることが、譜面の指定されている楽曲より大きい。コード進行や主旋律はありながらも、余白として残された自由度が高い。とりわけ、モダンジャズが盛んであった 1960 年代後半よりも、それ以前のジャズ、例えばビ・バップでは個々のプレイヤーによって、即興性を競われていた。

　楽譜がないどころか、録音媒体すらも限られていた。パーカーの奏法は聴くだけでは、どのように生起しているかわからない程に、再現不可能な 1 回性の音楽である。

　例えば、1946 年 3 月 28 日に録音された鳥類学を意味する名前のついた「アーニソロジー」という曲があるが、鳥の自由溢れる囀りを聴いているように、パーカーのサックスの響きは、「記録・記譜」とは別次元である。

　武満は『樹の鏡、草原の鏡』（新潮社）で、即興について語る。

　　即興ということは、ひとつの大きな規律のなかで行われるものであり、そこに面白さや意味があるのである。即興は旋律とリズムの音階（旋法）に魂を委ねてはじめて可能になる。そして、音階はまたその時にはじめて姿を顕わす。それは日々生まれ変わり、特定の日や時間、特定の場所、また特定の内的な場景と深く結び付く。音階は人間が歩む道であり、果てしないが、無数の葉

　脈のような道は、いつか唯一の宇宙的な音階へ合流する。それは「神」の名で呼ばれるものであり、地上の音階は「神」の容ほうを映し出す鏡の無数の細片なのである。

　ここから、武満は、音楽は個でも複数でもなく、誰かに、何者かに所属するものではなく、個との関係のなかにあり、形を現すものだとして、関係性「リレーション」への欲求こそが言葉にならない祈りだと言語化するのである。それが、ジャズによって実現しているという。しかしながら、ジャズの根底にアフリカ系アメリカ人によるキリスト教信仰と黒人霊歌—ブルースの起点—があることを武満は感じていたはずである。強い共感とともに常に距離が見え隠れするのは、神と信仰の問題が伴われているからではないだろうか。

　武満は、「音楽を呼びさますもの」に、私の受けた音楽教育の中で、「音楽は生活の中から生まれて、常に個人から出発して、そしてまた個人にもどるものです」と記している。

　「the try —ジャズ試論」では、ジャズは「祈りの呪文」だという。ジャズは論じられるものではなくて、感じるものだと前置きしつつ、言葉で説明している。ここからは、武満がジャズに見出す獣的ともいえる生命感や「不思議な静けさと安らぎ」が、彼の同時代の精神においては、感じられなくなりつつある、そのような人間の感覚世界と実在について、危機感を通じてジャズを語る。

　武満は、ジャズは「表現よりも行動という感覚に近い」と。それは欲望の呻きであり、嗚咽であり、祈りの呪文である。「生に対する激しい執着が、彼らをしてジャズさせたのだ」

　故に、彼らの音楽は、神を讃美すると同時に、獣的な欲望の匂いを発散させている。ジャズは生命を証すものなのだと語る。

　このようにジャズの激しい強度と静かな優しさを讃えつつも、武満の脳裏にあるものは、静けさや優しさとは異なる生や音のありように

思われる。

　彼は、ジャズ奏者が、所与のメロディー、リズム、コードを制約と
もせずに生きることそのものとして演奏する様子について、「優れた
即興は再び繰り返すことはできない」、と小さな理論を越えたはるか
に大きな力で、彼らは自然的な交感を終わると讃えている。

　武満は、規則を安全に守るだけの生活を批判し、人間の言葉が虚し
くなってしまったと嘆く。そして、虐げあったり、疑ったりせずに、
どのように人間が結びつき生きることができるかと、自問して、自分
が出会ったサックス奏者について、このように語る。

　　　さっき、サキソフォンを吹いている男がいた。彼の吹くという
　　行為は、生の挙動そのものだった。吹くことで、彼は自分を証し
　　た。そして、いつか彼をとり囲む全てのものと結びついていた。
　　ぼくたちに言葉はなかった。

　ここに現れているのは、演奏者と聴衆とが結ばれる姿である。サッ
クス奏者が、その行為によって、周囲と結びつき、その音色を聴く武
満も言葉なしに近づいたことから、武満は「人間の結びつきは、行為
の中に自分のすべてを没くした時だけ可能なのだ。その時、世界は大
きく広がって、自分と他とは区別できないものになる。それは愛だ」。
自他の境界がなくなる「愛」という言葉で語る。

　武満がここで愛と呼んでいる関係への欲望は、言葉なき祈りとして
の音楽と結ばれるだろう。先程の論述のように、個でも複数でもない
関係のなかにこそ、音楽の極地とも読み取れるように、ジャズが讃え
られている

　武満はジャズを「移り変わる瞬間ごとに演奏者の心にみたてられる
感情を音楽的に置きかえる！」として、「様式であるよりはむしろひと
つの状態であり、それは魂のひとつの容貌をうつしだしているもの

だ」とする。そして、ジャズは集団的体験ではない、個人の音楽体験である。それは神の存在があくまで個人の体験としてあるように、祈りの感情によって支えられ、そこに生まれるからだ、と書いている。

　音楽プロデューサー堀内宏公氏によれば、現代音楽家、武満徹はデューク・エリントンにオーケストレーションを師事することを夢見ていたほど、ジャズへの耽溺はジャズについて語ることを自ら封印するまでに深かった。

　寺山修司との対談のなかで、武満は、ジャズの魅力を言葉で語ることを本質的に不可能なことだと断じ、もし語れば、自分がやっている音楽や活動そのものを否定することにもつながりかねないと述べていた。

ジャズ療法としてのリレーション

　エンカウンターやオープンダイアローグが再び注目されている。患者が蚊帳の外に置かれ治療方針が決定づけられてきた従来型に警鐘を鳴らす意義は大きい。だが、情動に支配されている当事者と支援者のリレーションシップは円滑に行われるだろうか？『精神療法という音楽』の著者であり、ジャズ・ミュージシャンと精神科医の顔をもつスティーブン・H・ノブロックはいう。言語というものは、いかに簡単なものでも、その中に音楽を含まずに存在し得ないと。

　音楽が言葉に確固たる表現形を与える、というインドの音楽家カーンの箴言を用いつつ、抑鬱状態にある人や統合失調症者、自閉症患者は支援者との会話のリズムが一致しないと言う。ケースワーカーや援助者、医師などに非言語的コミュニケーションの訓練が求められる。ジャズの表現構造は治療の行き詰まりから救ってくれたと語る。グリッサンドやビブラートが散りばめられている原始的メロディーには柔軟性の質があり、不明瞭な音によって隠された認知度がもたらされ

る。ジャズの中での音楽の即興演奏の経験により、成人の治療が有用になる。

　ジャズピアニスト、セロニアス・モンクは「リスナーの予想を裏切るような予想外の変更や方向転換を使って、その感情のインパクトを再活性化させ、特定の音が音楽の作曲やジャズの伴奏で起きるハーモニーやリズムの動きから情動的意味や影響力を得る」と語る。

　プロセスの形成（ボリューム、トーン、テンポ、リズム、掛け合い）を観察することで推察できる。感情、快楽、覚醒、動機の譜面を含んでいる。

　非言語的構造への注意がいかに行き詰まりから私達を救ってくれたか。

受動的音楽療法

　音楽療法に対する一般的認識は、楽器や歌を用いたクライエントに対して活動的な療法をイメージするのではないだろうか。

　次に挙げられるのが、音楽を聴取してリラックスする方法である。前者を能動的音楽療法、後者を受動的音楽療法と捉えられる。

　但し、国内外を問わず主流は能動的音楽療法である。

　能動的音楽療法と受動的音楽療法と合わせて音楽療法を 2 種類に大別したのはドイツの音楽療法家シュヴァーベ（Schwabe.C.H）であるとされている。

　受動的音楽療法の定義はケネス・E・ブルーシアのものが理解しやすい。（出典：『音楽療法を定義する』東海大学出版会・一部抜粋）「クライエントは音楽を聴き、その経験に対して沈黙、言葉、または、他の表現方法で反応する。使われる音楽は、生か録音音楽があり、聴くという経験によって音楽の身体的、感情的、知的、美的、または霊的な面に焦点をあてることができ、クライエントの反応は、その経験の療法的な目的によって設定される」とする。

　受動的音楽療法は、あらかじめ決められた楽曲を聴取し、その楽曲に対していだくイメージや身体に感じたことを聴取中もしくは、聴取後にフィードバックし、参加メンバーとシェアするものである。

　心理療法的な方法としては、セラピストとクライエントとの音楽を媒介した言語的やりとりが特徴である。外国で確立したものとして、【GIM】（Guided imagery and Music. 以下 GIM）と【RMT】（Regulative Musiktherapie）の二つが挙げられる。

　GIM は音楽によるイメージ誘導法で、ヘレン・ボニー（メリーランド精神医学センター）によって作成された。GIM の定義は、「創造性、治療的な関わり、自己への理解、そして宗教的（霊的）体験を目

的として、イメージ、象徴あるいは感情を引き出すために、リラックスした状態で音楽を聴く一つの技法である」とされる。GIM はセッション中、変性意識状態を扱うことやトランス状態を解除する技法が必要なため、GIM は他の音楽療法とは別の免許制になっており、我が国での実施、検証は皆無に等しい。

　もう一つの技法 RMT については我が国でも大学などでの継続的研究報告がある。RMT（調整的音楽療法）は、ドイツのシュヴァーベにより開発された技法である。音楽という刺激を「受け容れ、受け流す」という作業を通して、外界に対する認知や知覚の過敏性を変容させることで、対人恐怖や不安といった神経症的諸症状の改善を図る一種のトレーニング効果をもつとされる。

　この音楽療法は、良い音楽を聴いてリラックスするというだけに止まらないことを強調する。

　原理について、心の中に解決されていない葛藤状態があると、精神的・身体的に誤った緊張が生じ、それは、集中力の障害、絶え間ない緊張や不安や動揺、不全感などの形で現れ、仕事を効果的に行ったり、余暇によって心身の疲労を回復したりすることを妨げ、また、不眠、肩や首など筋肉の痛み、消化器障害、心臓の痛み、頭痛、めまい、冷え性などの循環器系の障害も引き起こす。ＲＭＴでは、その誤った緊張状態を音楽の力を利用して適切な状態に調整する。

　誤った緊張状態を引き起こす原因となっている心の中の葛藤そのものを解決しようとするわけではないが、誤った緊張をなくす訓練を続けているうちに、自分の中にある問題や葛藤を距離をおいて眺められ、それらに囚われなくなることができる。

　シュヴァーベにより開発された、音楽によって、意識を三つの領域に向ける【意識の振り子】とは、1、音楽、2、身体感覚、3、思考（感情・気分）である。好きなように3領域を振り子のように動かす。楽曲聴取中は軽く目を閉じ楽な姿勢でまんべんなく意識を動かすのであ

る。この「意識の振り子」がＲＭＴの要である。

　楽曲聴取後は参加者全員で体験したこと、イメージしたことを語り合い「シェアリング」を行う。

　このＲＭＴは参加者に演奏を行わせないという点で、参加者への負担が比較的少ない音楽療法である。（出典：神戸女学院大学／人間科学研究科教授、國吉知子）

　シュヴァーベは「クラッシック音楽」を用いるが、RMT 技法に準拠しつつ当縄文ジャズ療法研究所ではジョン・コルトレーンジャズを用いる。

　縄文ジャズ療法研究所では、受動的ジャズ鑑賞を通して、感性と悟性の純化が可能と考えるものであり、やがて縄文時代に関心や意識が向かっていく人々が増大することが共生社会へとシフトが転換することになる。精神や身体の疾患を持つ人々をインディアン社会ではワカンタンカといい、霊性を持つと尊ばれており、疾患を持つ人の叫びや振る舞いは社会の鏡といえる。経済優先でなく、弱い立場に立つ人を中心とする社会が人の道である。

　ジャズ療法は当事者の参加が求められるが、寄り添い、苦渋の渦中におられるご家族の参加により、援助者自らの当事者への対応が変化していくことで、発せられる言動、振る舞いを当事者は敏感に感じ取る。体、曲がれば影斜めなりの格言があるよう、環境は主体の鏡である。視野狭窄に陥りやすい気持ちにゆとりを生ませる一つとして障碍者「家族会」は重要な場であるが、更に、求められるのが、ご家族一人ひとりの精神の浄化であり、ジャズ鑑賞で可能である。

　ジャズは芸術の一つのカテゴリーではあるが、唯一、苦悩という渦中での汚泥をもエネルギーにかえ、演奏者相互間の即興による知恵が

紡ぎ出され昇華した音楽である。

　ジャズはわからない、興味ない、と消極的になることなく、「芸術」は魂を浄化する大衆に拓かれたツールであり、更に、「音楽」は波動が細胞の隅々まで浸透する。音は、量子学では、媒体を振動して伝わるフォノン（準粒子）ゆえである。ジャズは宗教や祈祷と違い芸術であるので安心して聴取できる。自己変革が可能であり、思考が柔軟になり、不思議にもご家族の振る舞いの変化は当事者にも快癒の兆しが出てくると考えるものである。

　当縄文ジャズ療法研究所では、月1回、CDを用いた受動的音楽療法を開催しており、ドイツの音楽療法家シュヴァーベにより開発された調整的音楽療法（RMT）技法に準拠しつつ、シュヴァーベはクラッシック音楽を用いるが当研究所では「ジャズ」を用いる。

　RMTは、自分の身体や心の囚われという緊張状態を音楽を利用して調整していく技法であり、葛藤そのものを解決するプログラムではなく、誤った緊張をなくす訓練を持続することにより、自分の中にある問題や葛藤に距離をおき、囚われなくなることができる。

　カウンセリングのように、問題や葛藤そのものを話す必要はない。

　シュヴァーベの調整的音楽療法とは、音楽に意識を向けることにより、意識が自分の身体や心から離れることにより、囚われからの解放である。

　シュヴァーベの物事を生起するままに放っておくという考えで、「現実のあらゆる快・不快な精神的知覚、あるいは、音楽や外的刺激の影響に対して、期待を持たず、自己を開示し、それに自己を委ねる能動的実現」とする。

　不安を恒常的に軽減するものではなく、音楽・身体・気分（感情）の三つの領域に意識を偏りなく向け続ける訓練を習得することで、不安や不快な気分が生じてもそれを適切に自己調整できるようになる。

　思考や感情は、現実や自分そのものではなく、心の中の一過性の出

来事に過ぎないが、そういうものが自分と対象との間に割り込んでくるために、対象をあるがままに体験できなくなり、そのことが、緊張や苦しみを生む原因となっている。

　過去の体験を思い出してあれこれ悩んだりするか、未来に対する心配や期待しているかのどちらかであって、今の瞬間にはそもそも思考の題材が少ない。

　「今の瞬間の現実に常に意識を向けるようにする」。それでも、余分な思考や感情が生まれてきたら、それを自覚しつつ、また、今の瞬間に意識的に戻すように繰り返し作業を行う必要がある。

　シュヴァーベは一般的受動的音楽療法に用いられる**リラクゼーション音楽（小川のせせらぎ、鳥のさえずり、山のざわめき）などは用いない。この手の音楽は持続的な夢想への願望と固執を強める。結果、現実に入っていくことが困難になる。**（シュヴァーベ「社会的音楽療法」より）

　RMT 音楽療法を大学の学生相談室で実践している森平直子は、セッション回数、週 1 回 5 ヶ月 20 回を行っているが、10 回程度での実施でも相応の効果を認められるとする。

　当縄文ジャズ療法研究所では、施設の利用制約から、月 1 回開催している。1 年以上参加されている方（10 回以上）の効果を以下参加者アンケートから抜粋する。

　エビデンス結果、参加者のジャズ鑑賞後の気分では、
　悪くなった 0 名　　良くなった 5 名　　普通 3 名　　無回答 2 名
　（継続参加の方では気分が良くなった傾向が多い）
　個別意見では、
　（選択アンケート無回答の方でも自由記述の方もいる）
　◆ 便秘、不整脈が改善した 70 代男性

◆ 半覚醒状態のほうが、身体そのものがリズムに反応する。まさに忘我、心地よかった。50代男性

◆ 虚心達観、禅との共通を感じる。50代男性

◆ 自分がしたいことを明確にできた。己々が感じたことを発言する機会になる。40代男性

◆ 音にゆらされ、心地よく、うとうとし、この間疲れが取れていくようでした。いろいろな方がいらして融合の場になっていると思います。70代女性

◆ リラックスできてよかったです。70代女性
（以上は個人的感想であります）

ジャズとオープンダイアローグ

　当縄文ジャズ療法研究所では月 1 回──ジャズによるオープンダイアローグ──としてワークショップを開催している。

　ジャズは「会話」ではなく音楽じゃないか、と翻す方もいる。

　ジャズの表現構造はメンバー同士の音による会話から紡ぎ出されるインプロビゼーション（即興）の結実である。

　ジャズ演奏、とりわけ、「ジャムセッション」は「オープンダイアローグ」と言ってよい。それも、ノンバーバル（非言語）コミュニケーションの場である。演奏はメンバー同士お互い聴き手に徹底し、お互いに伝え、汲み取ろうとする意思のもと成立する。ベースとフレーズの絡み合いである。相手が出したフレーズから汎用性のもとテンポを掴み、フレーズに対してビートを対応、自分の出した音を続けながら、フィルインで時間を埋めたり、ビートを変化させながらメンバーが反応してくる瞬間的呼吸を察知する。メンバーが応える前に次のフレーズに移ってはいけない。瞬間的間合いでメンバーの仕草や姿勢を汲み取ることによってグルーヴ感も生まれる。才あるリーダーはソロに横槍を入れず、ソロがエモーショナルになるよう、メンバー間と調整していくのである。

　各々メンバーも演奏された音楽を聴取し、複雑な要素を区別し、グルーピングし、解釈しながら瞬間的に次の生成に繋げる。このサイクルが常に繰り返される。

　当研究所のワークショップ［定例会］一部では、ジャズ界の聖者ジョン・コルトレーン CD アルバムを 2 枚傾聴する。（約 40 〜 50 分程度）その演奏過程が、インプロビゼーションという音楽によるメンバー間の会話と捉える。五感と情動により紡ぎ出された音楽での表出

であり、そもそも、言語は意思伝達手段である音楽の発生に結び付く。

　ジャズによるオープンダイアローグで、ジャズ鑑賞を設けるのは、「ジャムセッション」に共通項をもつ故だ。そもそも、ニューオーリンズの港町で、楽器片手に、即興で夜な夜な繰り広げられたジャムセッションがジャズコンボの源流である。ニガーと呼ばれる偏見。変えることの不可能な容姿や肌の色。黒人という被差別者であり、南北戦争終決後も苦渋を強いられてきた。麻薬や酒に溺れる者、自殺する者数しれず、苦悩の存在者である。そんな彼らの自己表現の場が、唯一、クラブなど安酒場での南軍の払い下げ楽器を手にした日銭稼ぎのジャムセッションだった。

　愚痴や呻き声、声にならない声を楽器に吐き出しぶつけてきた。

　祖国アフリカのリズム感をベースにゴスペルや西洋音楽の要素を取り入れ、耳コピーで手探りに演奏した。

　集まったみんなで様々なフレーズを出し合う。

　リーダー役もいて、参加者の意見を取りまとめる。

　聴き慣れたメロディーを使い即興演奏することも。

　やがて、コード進行やキーを使うようになる。

　あれこれ試すのもジャムセッションならではである。

　お互いに相手の意見を受け入れて、新たな創造をする。

　ジャムセッションは、指示や誘導ではなく、インプロビゼーションの積み重ねによって、今日のモダンジャズへと発展した。

　オープンダイアローグという治療法自体、「会話」による解決を手段とせず、「会話」自体を目的とする。

　会話においては、「今、この瞬間」を大事にするのが、ファシリテーター（進行役）の努めでもある。「予定調和」に縛られず、沈黙にも、場の雰囲気を察し、「即興的」問いかけをしていく。会話はど

のような方向に展開するかも予測できない。ファシリテーターの「不確実性への耐性」が求められ、グルーヴ感のある対話が奏でられることが大切である。

　オープンダイアローグではミーティング中起こっていることや反応・感情を重視し、参加者それぞれの考えや感じ方の多様性を重視する。

　フィンランド、西ラップランド地方では「オープンダイアローグ」という会話で薬物治療を行わず高い治療効果が出ており、服薬を必要とした患者は全体の35%（2年間の予後調査で、82%は再発ない）我が国では薬物投与99%。（出典：筑波大学・保健医療社会精神保健学教授／斎藤環、オープンダイアローグとは何か／医学書院、他ウェブ論考より）

　1980年代、フィンランド西ラップランド地方・ケロプダス病院で、統合失調症治療法として開発された。

　閉じられた"モノローグ"を開かれた"ダイアローグ"へと題する鼎談が、「医学界新聞」ウェブ版に掲載されていた。

　筑波大学教授、斎藤環、九大大学院教授、黒木俊秀、メンタルヘルス診療所「しっぽふぁ〜れ」千葉県市川市。院長、伊藤順一郎の三者。

　伊藤先生はフィンランドの「オープンダイアローグ」に対して、「患者さんや家族の語りを大切にし、対話空間にポリフォニー（複数の声）が満ちることそのものが、患者さんの安心感や安全性を保障していくわけですよね。こうした治療が成果を挙げているという事実は、地域で精神医療に取り組んでいる医療者にとって励みになります」と語る。

　当縄文ジャズ療法研究所では、一般的オープンダイアローグでは、「グルーブミーティング」と二部の「リフレクション」はセットであ

るが、当研究所定例会では、一般的オープンダイアローグのように「グループミーティング」は行わず、代わりに「会話の昇華」であるジョン・コルトレーンジャズ鑑賞を一部で行う。

　ジャズ鑑賞の後、参加者の「リフレクション」がメインとなり、ジャズ聴取後の心・身体の「気づき」の確認の場であり、各々参加者の会話を聞くことにより、自らの気づきにつながると考えるものである。

　既存の「オープンダイアローグ」でのワークショップでも、初対面同士コミュニケーションに、身構えはあることと思う。

　ジャズによるオープンダイアローグでは、ジャズ鑑賞後に行うことで、参加者全員の感性と悟性が純化されており、邪な感情がなく、柔和質直になっており、参加者全員がお互いを認め合う気持ちが育まれる。

　自閉症の方や統合失調症の方など、対話相手とコミュニケーションが取れにくい方もおり、そのような方にオープンダイアローグ自体抵抗があることと思われ、フィンランドでのワークショップでも参加して頂くまで、並大抵のことではないと察せられる。今日、ジャズは全世界に行き渡っており、ドイツなどでもジャズによる精神療法は認知されており、ワークショップに入る前に参加者全員でジャズ鑑賞をしてのワークショップ参加はリレーション可能と思われる。

　当事者は、当研究所のジャズによるワークショップ参加後、地域の「オープンダイアローグ」への参加は、グループ会話も抵抗なく発言でき、グルーヴ感が生まれ、気づきが生まれよう。

　支援者においては、ジャズ鑑賞後の「リフレクション」参加により、各自「オープンダイアローグ」におけるミーティングの進行にも役立ち、予定調和に縛られず、会話の方向性や展開にも柔軟になり、今、この瞬間を即興的に対応が可能になり、グルーヴ感のある進行が可能で、ミーティング会話参加者も本心を吐露することができ、参加者の精神の解放に繋がると考えられる。

ジャズによるマインドフルネス

　シュヴァーベの音楽療法は「マインドフルネス」といってよい。

　当研究所ではジャズを「音曼荼羅」として用いる。

　「マインドフルネス」は米国、マサチューセッツ大学医学部教授ジョン・カバット・ジンが禅の指導者に瞑想修行法を学び、そのエッセンスを宗教と関係なく、一般の人にもと、取り組んだツールとして1979年に提唱したものである。

　「瞑想」は、大きく二つに大別され、サマタ瞑想とヴィパッサ瞑想がある。

　「サマタ瞑想」＝「止行瞑想」は、特定の対象に集中し、対象からそらさず集中力を高める方法である。

　「ヴィパッサ瞑想」＝「観行瞑想」は、瞬間瞬間に意識に浮かんできたものをありのまま知覚し、観察する方法である。

　一般的、ワークショップでの「マインドフルネス」はヴィパッサ瞑想を用いるが、当研究所ワークショップでは「ジャズ鑑賞」を取り入れ「サマタ瞑想」と「ヴィパッサ瞑想」の折衷瞑想である。

　各地、施設で「マインドフルネス」が開催されているが、安易に参加して、心身共に体調を崩す方もいるようである。

　重度の精神疾患の方は、主治医に相談の上、参加が望ましい。

　当研究所のマインドフルネスは「ジャズ鑑賞」という芸術を用いるので、危険性はないといえるが、ひどい抑圧を抱えた方では、音楽の不協和音に一時的に情動が揺り動かされ、悩乱する方もいる。

　一過性のもので、ロビーで深呼吸など行い、落ち着いてきたら、再入場が望ましい。シュヴァーベのいうところの音楽という環境を受け止め、受け入れ、受け流すという作業を通じ、外界に対する認知や知覚の過敏性を変容させることで対人恐怖や不安といった神経症的諸症

状の改善を図られることで耐性がつくられていくと考えるからである。

　心の中に解決されていない葛藤状態があると、精神的・身体的に誤った緊張が生じ、集中力の障害、絶え間ない緊張や不安や動揺、不全感などの症状が現れ、仕事を効果的に行ったり、余暇にも心身の疲労の回復を妨げる。

　RMT は一般でいう受動的音楽療法の、良い音楽を聴いてリラックスするという簡易なものでないことを強調している。（出典：森平直子／相模女子大学、人間社会学部人間心理学科教授）

　脳神経科学的には、「報酬系」と呼ばれるドーパミン（図9）だが、前頭前野では不安を感じさせる。この高次中枢は三角形をした錐体細胞というネットワークを介して働く。この回路は日々遭遇する不安や心配に対して敏感に反応し、非常に脆弱である。ストレスがかかると、ノルアドレナリンやドーパミンの神経伝達物質が放出される。これらの濃度が前頭前野で高まると神経細胞間の活動が弱まり、やがて停止する。行動を調整する能力も低下、視床下部から下垂体に指令が届き、副腎がストレスホルモンコルチゾールを血液中に放出、脳に届くと自制心はバランスを崩すとされる。

　ジャズ演奏は、記憶に書き込まれた記号化された連続的な内的響きを小脳・大脳関連ループと大脳・基底核・視床関連ループ（図2）で運動パターンを意識下で呼び覚ますことによって、身体運動により外化させて演奏を行う。聴覚の他に、視覚、体性（皮膚および粘膜）感覚、内臓感覚など全感覚総動員されると感動が生まれる。

　帯状回や前頭前野には中脳腹側被蓋野からのドーパミン含有線維多数関わっていて意欲・情操・道徳など「高次精神」機能に関連する領域である。（出典：川村光毅（1934－2021）慶應大学名誉教授、脳神経科学・神経解剖学・精神医学／音楽する脳のダイナミズム web 論考より）

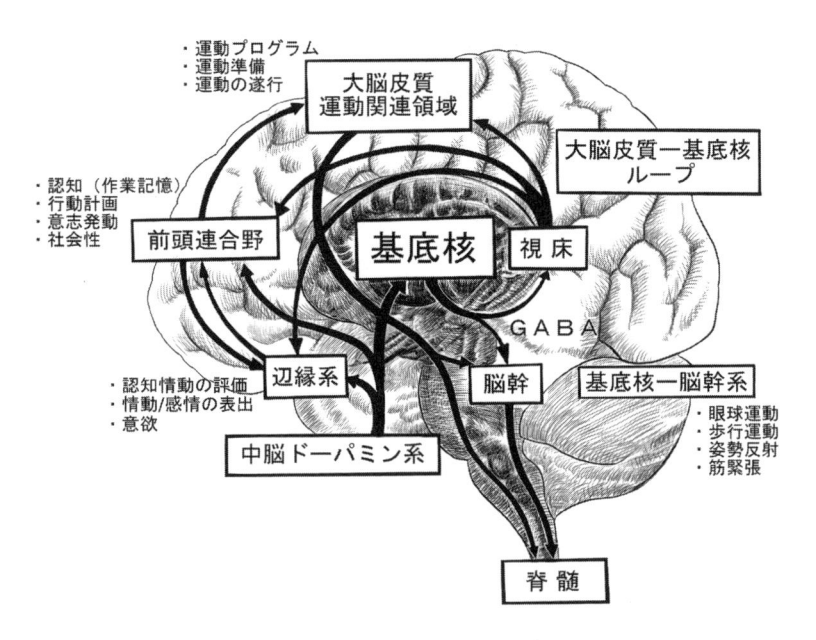

図2　視床関連ループ

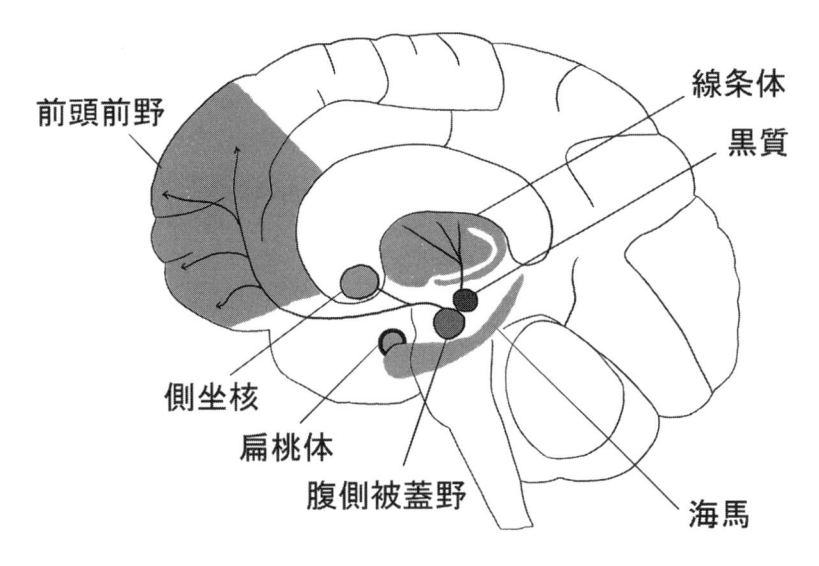

図3　中脳腹側蓋野

聴きなれないジャズに一時扁桃体が不快反応を示すも、鑑賞後の体感で心地よさを感じ、その心理的制御の感覚を繰り返し取得することで日常のストレスにも動揺しなくなる。日常生活の中にジャズ聴取の機会を設けていくことで全脳のバランスが取れていくと考えられる。

　また、ジャズ独特のグルーヴリズム（GR）で前頭前野実行機能と前頭前野背外側部（DLPFC）の活性化（図4）が促進されたとする報告がある。

　GRで、拍の顕著性・音の数の多さ、低音成分、シンコペーション・テンポなど影響することが明らかに。報酬系の一部である側坐核（図3）の神経活動は、主観的な「グルーヴ感」と「ポジティブ感情」の両方レベルと相関関係にあることを明らかにした。

　故に、感性と悟性を純化していく。

　ジャズ演奏家の創造的脳内活動を考えたい。

　脳内神経細胞は多数のニューロンを繋ぐ膨大なルートである。発火点シナプス結合の中から特定の結合が選ばれて働いている。ニューロン間での情報の受け渡しの際、脳波を発生する。

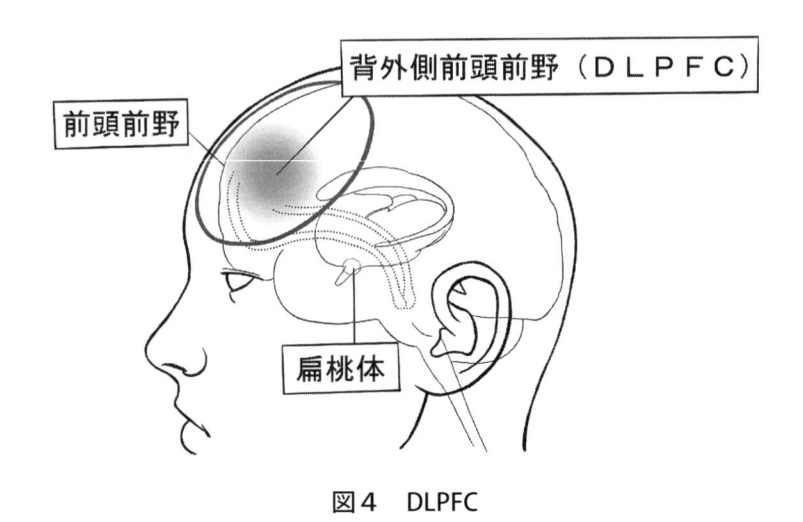

図4　DLPFC

　1929 年、ドイツ・精神科医ハンス・ベルガー「ヒトの脳波について」論文発表。現代臨床脳波学の基礎となっている。

　1 〜 3 Hz（ヘルツ）デルタ波、4 〜 7 Hz シータ波、8 〜 13Hz アルファ波、14 〜 30Hz ベーター波 30Hz 〜ガンマ波。デルタ波は深い睡眠時のノンレム睡眠で知られる。

　シータ波は雑念と関わる神経 DMN、デフォルトモードネットワーク（Default Mode Network）が働き、ぼんやりした状態の脳が行っている神経活動で、雑念と関わる神経ネットワークの働きを抑制するという研究結果がある。デフォルトモードネットワーク、DMN の働きは「危機への備え」や「創造性」と「情報の整理」があり、鬱病や不安神経症や雑念は DMN の過活動状態が根底にあり、脳内処理できてない状態といえる。自動車のアイドリングに例えられ、ON・OFF の切り替えが脳内ホルモン「セロトニン」（図 6）の働きである。

　シータ波はまどろみと集中力の脳波であり、脳がリラックスしている状態の脳波である。シータ波が出ている状態を多く経験することによって、脳の記憶や情報処理を行う部位である海馬の歯状回に変化が起こり、新生ニューロンの数を増加させる。

　アルファ波が連続して深い瞑想に入るとシータ波になる。ジャズ演奏家はこの悟りの境地に入っていたといえよう。

　ジャズ演奏家はパーソネルとのセッションは会話であり、同時に鑑賞者でもある。セッションのパーソネル同士は波の持つ特性である神経同期＝コヒーレンス（可干渉性）（図 5）が働き、複数の波の振幅と位相の間に、一定の関係が認められ、脳の一部を刺激しあい、脳活動の創造性を高める。

　近赤外分光法測定で、演奏家と聴衆の脳はシンクロしていたということが科学的に判明。（左側頭皮質、右前頭葉下部、中心後皮質で血流活性化）（図 5）双方、脳の活動量が一致したとする結果。古くから、仏典に「声仏事を為す（声明、鐘や太鼓）」など、「経」や音楽だ

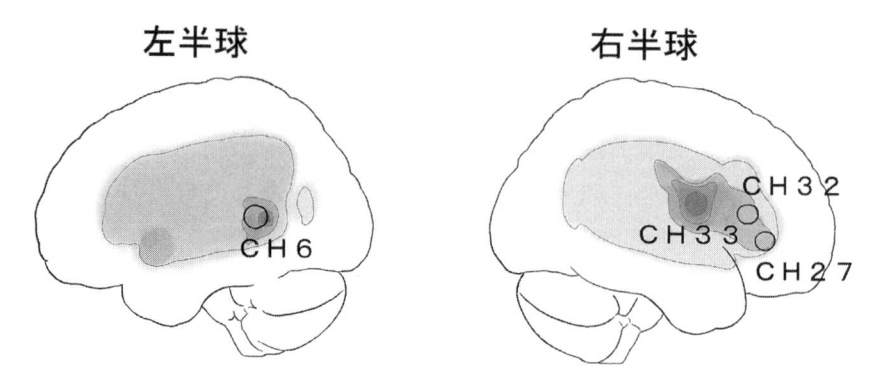

図5　コヒーレンス　演奏者と聴衆の同部位反応

けが持つといわれた精神的伝達能力が科学的に証明された結果でもあり、特に、相互集中力を求められる即興ジャズのリーダーとメンバーは精神的に共鳴し、共通の歓喜、共通の精神的光景を生み出している証拠にもなる。また、フォロワー同士以上に、リーダーとフォロワーの脳波コヒーレンスは強く同期していたとの報告もある。

　脳神経外科医、奥村歩氏は「複雑な音楽は、ある種の複雑なニューロンのパターンを促し、逆に反復性のある音楽は逆効果を生む可能性がある」と自著（『音楽で脳はここまで再生する』人間と歴史社）で述べる。難解であれば、覚知したときの喜び、探求心が刺激されることにより、報酬系という部位からドーパミンという神経伝達物質により活性化され、愉悦感を感じる。正に、ジャズは五感と認知機能をフル活動させ全能を用いるインプロビゼーションそのものだ。

　ニューロン同士を接続するシナプスはさまざまな経験をすることで記憶や、変化するシナプスの働きを強くしたり、シナプスの数を増やしたりする構造的変化が起きる。数が増えれば情報をたくさん伝えられる。

　ジャズ演奏家グルーヴリズムは脳内ホルモン「セロトニン」（図6）のバランスよい働きをする。

　セロトニン神経核は脳幹部縫線核である。中脳から脳幹の内側部に分布する細胞集団で免疫組織学的手法によりセロトニン細胞の分布と重なる。シナプス間隙のセロトニンが増加するとシナプス前膜のネガティブフィードバック（オートセレプター）が働き、セロトニンの働きを抑制する。情動や認知機能にも関与する。（関西医科大学医学部中村加枝教授）

　セロトニンの分布抑制因子はストレスである。セロトニンが過剰に働くと、遊離された神経伝達物質の一部は神経前終末へ回収される。オートセレプターを適応性に保つにはジャズ鑑賞など、シータ波との同期、感応や、また、マインドフルネスの継続が求められ、オートセレプターの数が適応性に減少し、セロトニン神経が賦活化されると考

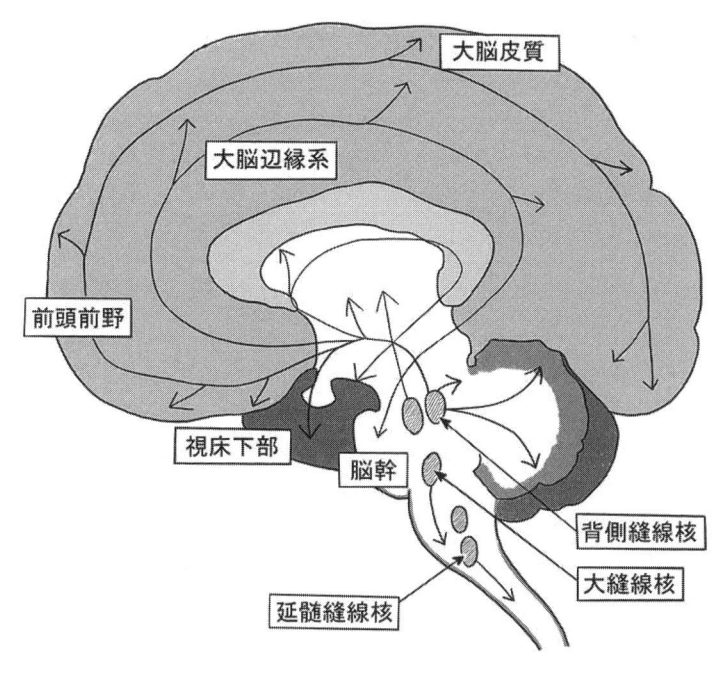

図6　セロトニン経路

えられる。

　東邦大学医学部名誉教授有田秀穂氏は道元の「只管打坐」を例に、マインドフルネスの効果「気づき」は数週間から数ヶ月の実践を要するという。（出典：有田秀穂『セロトニン欠乏脳』NHK出版）

ジャズ界の聖者ジョン・コルトレーンの軌跡

　ジョン・コルトレーンは 1926 年米国ノースカロナイナ州で誕生する。ハイスクールに入った頃からクラリネットを学校バンドで始める。その後母親から誕生日にアルトサックスをプレゼントされる。父親は仕立て屋で、数種類の楽器を演奏するアマチュアミュージシャンでもある。

　両親共、メソジスト教徒の牧師であり、母親の祖父はゴスペル伝導師であるという。敬虔な親族信仰心のもと育ち、一人っ子であったトレーンはゴスペル音楽がバックミュージックにあった。

　1940 年半ばからトレーンはミュージシャンとして活動。1949 年にディジー・ガレスビーバンドに参加を契機にテナーサックスに転向した。その後、無名のバンドを転々としながら食いつないでいく生活が続く。

　1955 年にはマイルス・デイヴィス・クインテットに加入したがトレーンはヘロインやアルコール依存症に陥っており、生活も荒んでおり、遅刻も度々でマイルスから解雇された。コルトレーンは精神的動揺を受け、ヘロインやアルコール過剰摂取になった。1955 年にはマイルス・デイヴィス・クインテットに再加入するも評価されず間もなく退団する。その直後、トレーンは麻薬中毒を断つ、禁断状態を経験し、そこからぬけだした。1958 年、マイルスバンドに再加入する前に、セロニアス・モンクバンドに弟子入りしたことでジャズ理論を学び飛躍の年となった。

　ビートからの自由な精神のあり方、調性に収まり切らない「音を敢えて調子が外れたようなメロディー」「躓いたようなリズム」等々、調性にゆらぎを与えることを学ぶ。

　モンクのピアノは、幼児が“歌う”ように、文法を度外視して奏で

ることで、身体に染み付いた感覚性自体を分析している。

モンクのプリミティブ（原始的・野性的）をコルトレーンは研鑽。トレーンは自ら創造において、自分の"歌う"必然性を感じることによって普遍性を得たといってよい。以来、これまでになく謙虚で自己批判的になり、真実の音楽、究極の音というものを深く求めていく。

1959 年、マイルス・ディヴィスバンドに再加入するも翌年 1960 年には退団。マッコイ・タイナーやエルヴィン・ジョーンズらとレギュラーバンドを組み、その傑作が「マイ・フェイバリット・シングス」である。（1961 年）ソプラノサックスを一躍メジャーな存在に押し上げた。この時期、エリック・ドルフィーと出会い、音楽的にも天才的閃きだけでなく、幅の広がりを証明した。

ドルフィー独自の奏法には音色の「艶」と「腰の強さ」のパワフルを備えている。普通両立は難しい。

コルトレーンは少しずつ精神的高みを追求していく。

1964 年 12 月、ロングアイランドのディックスヒルズで薬物の禁断状態を乗り越え、平穏に満ちた環境のもと、神に誓った訓戒、楽曲「至上の愛」の制作に没頭した。

1965 年、カバラというユダヤ教由来の神秘主義の影響を受け、神への愛をテーマに 4 部組曲「至上の愛」を発表。

その後、フリー・ジャズへと接近。1965 年には、アーチー・シェップやファラオ・サンダースといった気鋭のフリー奏者を加えた大編成バンドで「アセンション」を発表。

コルトレーンは精神的探求のための改心などが過激主義に陥り、「アセンション」ではノイズしか聴こえないと不満を口にしたメンバーで、それまでタッグを組んでいたマッコイ・タイナーやエルビン・ジョーンズと袂を分かち、新たにピアノにアリス・コルトレーン、（アリス・マクロード）ドラムスにラシッド・アリを迎えフリーインプロビゼーションに磨きをかけていく。遺作「エクスプレッショ

ン」を録音して間もなく肝臓癌により 1967 年 7 月 17 日亡くなった。40 歳であった。

　コルトレーンは、「アラバマ事件」を契機に音楽を生み出すアイデンティティにも影響を与え、1963 年制作の「アラバマ」を発表。白人至上主義者に苛立ちを表明。

　1963 年 9 月 15 日、アラバマ州北部バーミンハム、パプティスト教会にダイナマイトを仕掛けられ、日曜学校に来ていた黒人女子小・中学生 4 人が死亡。当時、バーミンハムのいくつかの学校で人種統合が予定されていた。人種差別主義者たちはその動きを阻止しようとしていた。差別主義者の白人を非難し、遺族に哀悼のための曲でもある。

　コルトレーンは人間の生を自分の内面に問いかけ、そこから溢れてくるものを音楽として表現してきた。スピリチュアルであり続けた。1966 年コルトレーン来日公演。7 月 9 日実施の来日記者会見で、はにかみながらも、「私は聖者になりたい」とコメントを口にした。17 日間で 12 公演という強行スケジュールの中、原爆被災地である長崎と広島でも公演を行い、「地球の平和」という新曲を披露。長崎平和公園では献花し、祈りを捧げ、フルートを奏でたという。コルトレーンは大の親日家であると共に、平和を祈って止まない人間性を併せ持っていた。

ジャズ聴取による三昧境と自己開発

　人間には種々の感情がある。生命的な感情や心情的感情、そして精神的感情があるが、その基盤には爽やかで生き生きとして活気に満ちた生命的感情などある。それを「生命的感情」と定義したい。

　このように活力溢れる生命状態を希求し、招来する本源的なものに合一しようとする欲望を「本源的欲望」と呼びたい。

　爽やかな生命的感情が出れば怒りや憎悪の心が消滅するのではなく、人間的心情の豊さを示すものだ。この「本源的欲望」が弱まり、「生命的感情」の流れが枯渇してしまえば、人間の心情も精神的感情も人間のものとは思われないほど干からびたものになる。統合失調症の患者の中には、欲望さえなくなってしまう人もいる。無論、各種の欲望も失われ生きる屍となる。

　生命の多種の欲望にエネルギーを与える「本源的欲望」自体が衰えているのである。

　生物としての生を維持する「脳幹」には意識的精神活動は関与しない。眠っている時、上位の大脳皮質の細胞は活動を停止しているが、脳幹の部分は働き生命を維持している。全身に分布する植物神経系である。このような生命エネルギーの基盤になるのが「本源的欲望」である。人間や生物などの生命を貫き宇宙自体に流れるエネルギーと「本源的欲望」は合一を希求している。

　宇宙力学のデヴィッド・ボーム（1917−1992　理論物理学・ロンドン大学教授）は、思考という作業には限界がある。しかし、イマジネーションはクリエーティブエネルギー（宇宙エネルギー）を知覚できる、と。そしては思考という手段を通して発現される知覚であるという。更に、理性が欲望から解放されたとき、普遍的な領域インディビジュアルエネルギーに到達する。解放された理性は宇宙法則を知覚

できると、述べた。

　ジャズ評論家、バリーウラノフは言う。

　自己誇示以外の何物でもない妙技などまったく無意味であり、高揚や三昧境が「楽しみ」や「有頂天」以上のものであることや、それがまたジャズによって達成し得るものであり、重要な帰結に達するであろう。高揚や三昧境は、この音がそうだと言って現すことはできないが、ジャズで表現できるものなのである。（出典：バリー・ウラノフ　野口久光訳『ジャズ栄光の巨人たち』スイングジャーナル社刊）

　しかし、本源的欲望は宇宙エネルギーであるユニバーサルエネルギーとの合一を希求しているが、ジャズでの可能性は個的生命流の純化であるインディビジュアルエネルギーの上位域「縁覚」という賢者の境涯だ。慢心するか。　謙虚でいられるか。ジャズ演奏家の生き方次第で岐路は分かれる。更なるビジョン、宇宙エネルギーとの合一が可能なのだ。

　天台智顗は「摩訶止観」一念三千の法門・十界論で地獄・餓鬼・畜生・修羅・人・天・声聞・縁覚・菩薩・仏の十の境涯を覚知。三昧境とは声聞・縁覚で四聖（声聞界以上）の二乗にあたる。下位、六道輪廻とは宇宙に溶け込まれず、生死を転生する境涯だ。

　ジャズ演奏は独自の奏法が「縁」で覚者の境涯を顕在化する。

　一流の域に達したジャズマンはアブストラクトセンセーションを脱し、宇宙エネルギーであるユニバーサルエネルギーとの合一に限りなく近づいたといえよう。なぜなら、聴衆に三昧の境地を与える菩薩行を実践しているからである。

　私見だがジョン・コルトレーンは多種の働きをする仏の振る舞いのその一つ、「妙音菩薩」である。菩薩の到達点が「仏」であり、「神」である。40歳で肝臓癌で亡くなったが、生き方は聖者そのものである。死んでも多くのリスナーに、限りなき名盤を残し、鑑賞者の無明を純化させ、苦悩から解放させるエネルギーを与え続ける。更に、現

在のジャズマンの中で生き続けている。

　神は死んだが、人間を宇宙エネルギーと合一させる芸術はジャズより他にない。

　アルバート・アイラーに代表されるジャズのアルバムタイトルに「魂の合一」「聖霊」「魂の喜び」といった宗教的なものがあるのも偶然ではない。結びとして、ジャズの効用について、詩人でもある故、鍵谷幸信（1930－1989　慶應大学教授・英米文学者）の言葉をもって本項を閉じたい。

　ジャズの優れた作品を聴く時、いつも頭にいや心の中を去来するものは「サウンド」「チャンス」「時間」「空間」そして「沈黙」ということである。サウンドがいきなりどこから出てきたのか判らないまま鳴り響く、そのチャンスはおそらくいかなる論理や先入観をもはるかに超えたものである。それから時間が融通無碍に働き始める。現在が過去が逆流し、過去が現在を飛び超えて未来へ繋がる。空間が変幻自在に回転してくる。ミクロが傾斜し、マクロが進む、もう僕はその真只中にいる。つまらない想念や常識や通念を一瞬にして忘却させる。自分から「自分」が浄化されていくのをいつも感じる。別の自分が生まれている。モダンジャズは僕にとって自己解放と同時に自己開発の大いなる力を発揮したのである。（出典：鍵谷幸信『音は立ったままやって来る』集英社）

〔註〕
（1）中国、南北朝～隋にかけての智者大師。

著者個人所蔵アルバム選
ジョン・コルトレーン

　筆者が 20 歳頃から購入したジョン・コルトレーンリーダーアルバム 20 枚。国内で発売しているリーダーアルバムは網羅しており、現在、主宰している「縄文ジャズ療法研究所」定例会で活用している。未購入アルバムは逐次購入予定である。

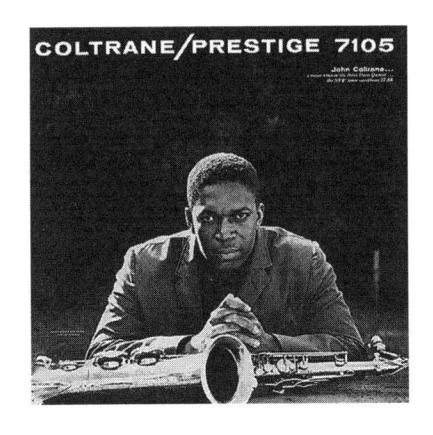

コルトレーン

ジョン・コルトレーン(ts)　ジョニー・スプローン(tp)　サヒブ・シハブ(bs)　レッド・ガーランド、マル・ウォルドロン(p)　ポール・チェンバース(b)　アル・ヒース(ds)
1957 年 5 月 31 日、ニュージャージーにて録音

ブルートレーン

ジョン・コルトレーン(ts)　リー・モーガン(tp)　カーティス・フラー(tb)　ケニー・ドリュー(p)　ポール・チェンバース(b)　フィリー・ジョー・ジョーンズ(ds)
1957 年 9 月 15 日録音

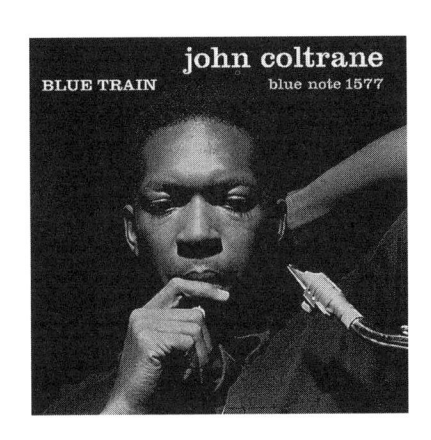

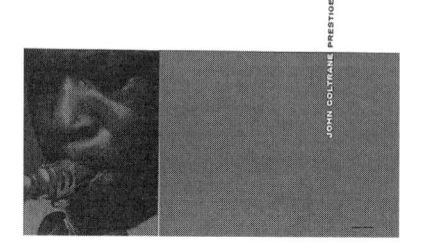

ソールトレーン

ジョン・コルトレーン（ts） レッド・ガーランド（p） ポール・チェンバース（b） アート・テイラー（ds）
1958 年 2 月 7 日録音

ジャイアントステップ

ジョン・コルトレーン（ts） トミー・フラナガン（p） ポール・チェンバース（b） アート・テイラー（ds）
1959 年 3 月 26 日録音

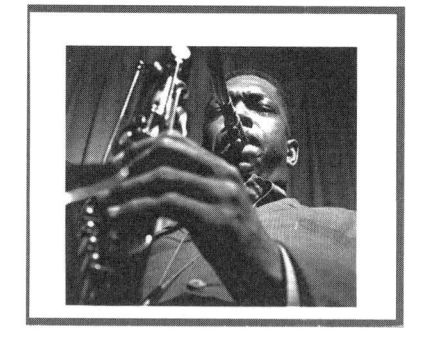

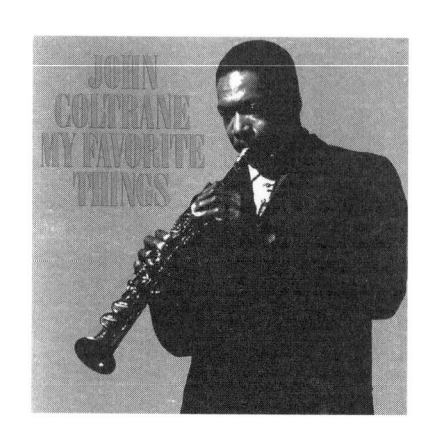

マイ・フェイバリット・シングス

ジョン・コルトレーン（sop,ts） マッコイ・タイナー（p） スティーヴ・デイヴィス（b） エルヴィ・ジョーンズ（ds）
1960 年 10 月 21 日ニューヨーク録音

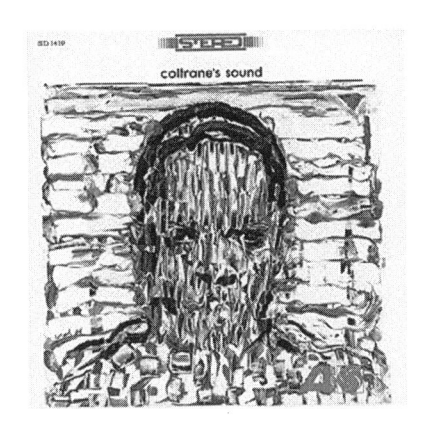

夜は千の眼を持つ

ジョン・コルトレーン（sop,ts）　マッコイ・タイナー（p）　スティーヴ・デイヴィス（b）
エルヴィン・ジョーンズ（ds）
1960 年 10 月 26 日録音

アフリカンブラス

ジョン・コルトレーン（ss,ts）　エリック・ドルフィー（fl,b-cl,as）　マッコイ・タイナー（p）　レジー・ワークマン（b）　アート・デイヴィス（b）- ①エルヴィン・ジョーンズ（ds）+ブラス・セクション　ブッカー・リトル（tp）、フレディ・ハバード（tp）-②、ブリット・ウッドマン（tb）-①③、ドナルド・コラード、ボブ・ノーザン、ロバート・スイスシェルム、ジュリアス・ワトキンス（frh）、ジミー・バフィントン（frh）-②、チャールズ・グリーンリー、ジュリアン・プリースター（euphonium）-②、カール・ボウマン（euphonium）-①③、ビル・バーバー（tu）、ガーヴィン・ブッシェル（picc）、パット・パトリック（bs）
1961 年 5 月 23 日（②）、6 月 7 日（①③）、録音

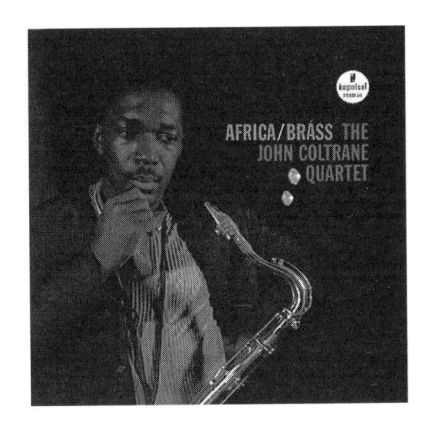

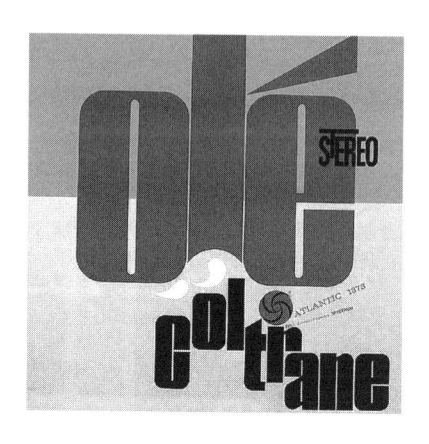

オーレ

ジョン・コルトレーン（ts,ss）エリック・ドルフィー（as,fl）フレディ・ハバード（tp）マッコイ・タイナー（p）アート・ディヴィス（b）
1961 年 5 月 25 日録音

ライブ・アット・ザ・ヴィレッジ・ヴァンガード

ジョン・コルトレーン（ts,ss）エリック・ドルフィー（b-cl）マッコイ・タイナー（p）レジー・ワークマン、ジミー・ギャリソン（b）エルヴィン・ジョーンズ（ds）
1961 年 11 月 2 日・3 日、ニューヨーク、ヴィレッジ・ヴァンガードにてライヴ録音

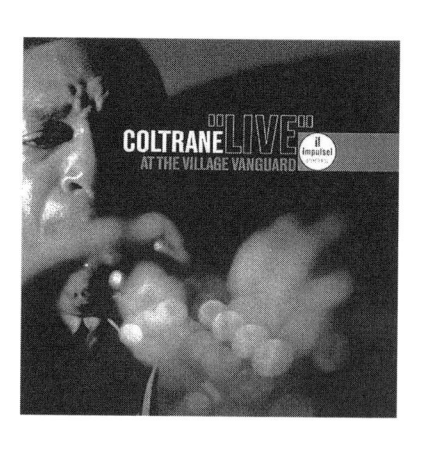

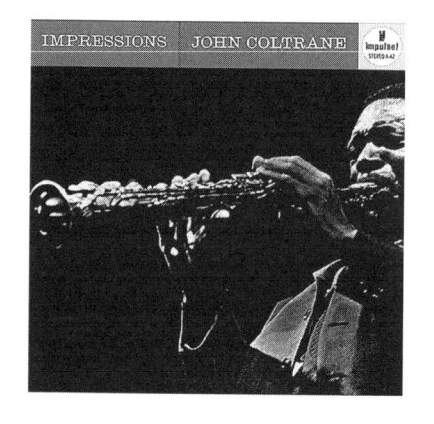

インプレッション

ジョン・コルトレーン（ts,ss）エリック・ドルフィー（b-cl）マッコイ・タイナ（p）レジー・ワークマン、ジミー・ギャリソン（b）エルヴィン・ジョーンズ、ロイ・ヘインズ（ds）
1961 年 11 月 2 日録音

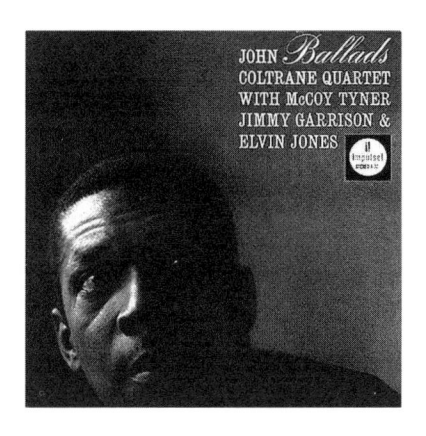

バラード

ジョン・コルトレーン（ts）マッコイ・タイナー
（p）ジミー・ギャリソン、レジー・ワーク
マン（b）エルヴィン・ジョーンズ（ds）
★1961年12月21日、1962年9月18日、
11月13日録音

クレッセント

ジョン・コルトレーン（ts）マッコイ・タイナー
（p）ジミー・ギャリソン（b）エルヴィン・
ジョーンズ（ds）
1964年4月27日録音

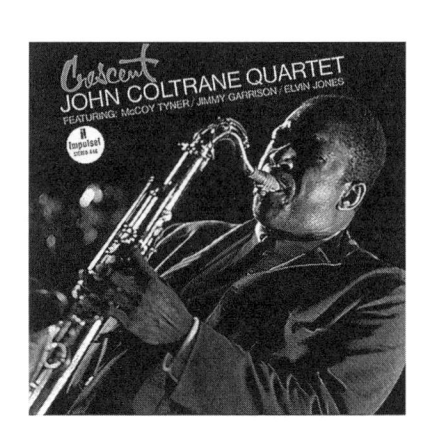

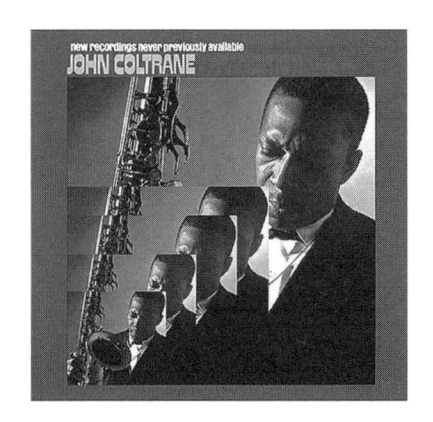

トランジション

ジョン・コルトレーン（t）マッコイ・タ
イナー（p）ジミー・ギャリソン（b）エ
ルビン・ジョーンズ（d）
1965年5月26日録音

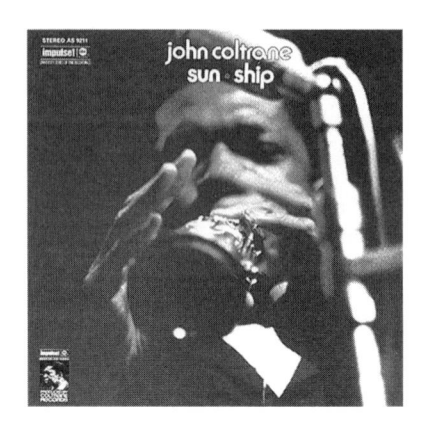

サンシップ

ジョン・コルトレーン（ts）マッコイ・タイナー（p）ジミー・ギャリソン（b）エルヴィン・ジョーンズ（ds）
1965 年 8 月 26 日録音

アセンション

ジョン・コルトレーン（ts）フレディ・ハバード（tp）デューイ・ジョンソン（tp）ジョン・チカイ（as）マリオン・ブラウン（as）ファラオ・サンダース（ts）アーチー・シェップ（ts）マッコイ・タイナー（p）ジミー・ギャリソン（b）アート・デイヴィス（b）エルヴィン・ジョーンズ（ds）
1965 年 6 月 28 日録音

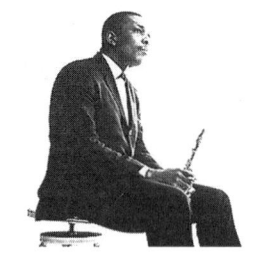

stereo

Ascension
John Coltrane

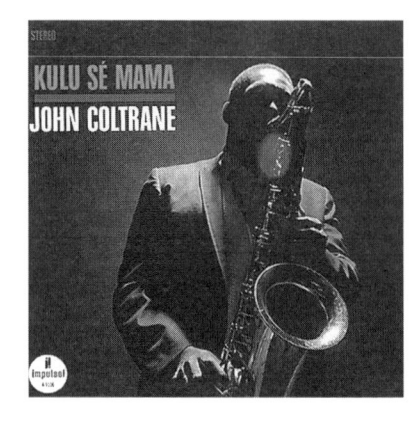

クルセママ

ジョン・コルトレーン（ts）■1　ファラオ・サンダース（ts）ドナルド・ギャレット（bcl,b）マッコイ・タイナー（p）ジミー・ギャリソン（b）エルヴィン・ジョーンズ（ds）ジュノ・ルイス（perc,vo）
★1965 年 10 月 14 日録音
■2 & 3 マッコイ・タイナ（p）ジミー・ギャリソン（b）エルヴィン・ジョーンズ（ds）
★2：1965 年 6 月 16 日録音
★3：1965 年 6 月 10 日録音

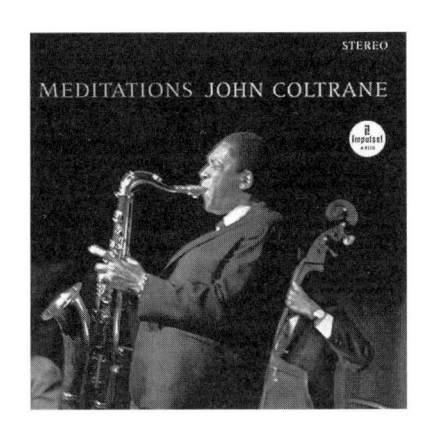

メディテーション

ジョン・コルトレーン（ts）ファラオ・サンダース（ts）マッコイ・タイナー（p）ジミー・ギャリソン（b）エルヴィン・ジョーンズ（ds）ラシッド・アリ（ds）

1965年11月23日録音

至上の愛

01 パート1：承認
02 パート2：決意
03 パート3：追求
04 パート4：賛美

ジョン・コルトレーン（ts）マッコイ・タイナー（p）ジミー・ギャリソン（b）エルヴィン・ジョーンズ（ds）

1965年12月9日録音

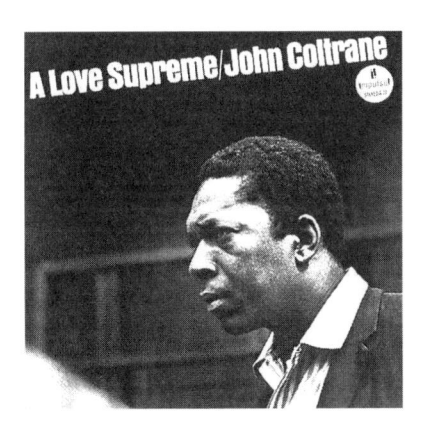

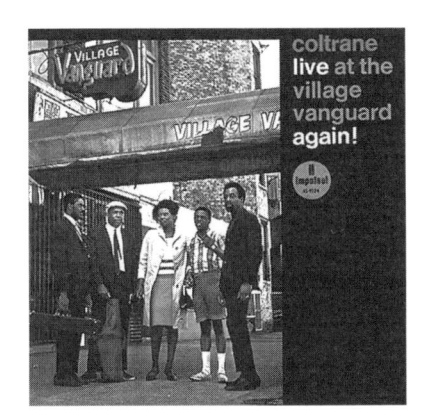

ライブ・アット・ザ・ヴィレッジ・ヴァンガードアゲイン

ジョン・コルトレーン（ts,ss,bcl）ファラオ・サンダース（ts,fl）アリス・コルトレーン（p）レジー・ワークマン（b）ラシッド・アリ（ds）エマヌエル・ラヒム（per）

1966年5月28日録音

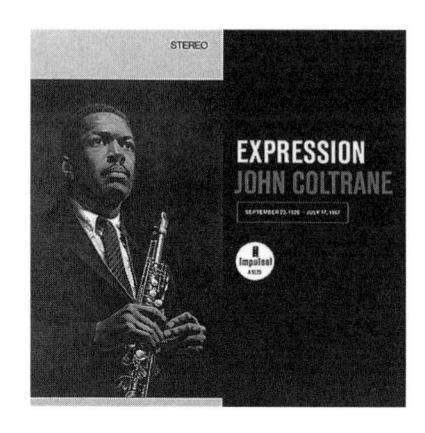

エクスプレッション

ジョン・コルトレーン（ts, fl）アリス・コ
ルトレーン（p）ジミー・ギャリソン（b）
ラシッド・アリ（ds）ファラオ・サンダー
ス（fl, picc,tamb）on 2 エリック・ドル
フィー（fl）
1667 年 2 月 15 日、3 月 7 日録音

第2章 ジャズ鑑賞における情動喚起と調整

脳神経科学から考えるジャズの表現構造

　脳神経科学的には「情動」は大脳辺縁系（図12）に領野を属し、主に短期記憶の座「海馬」と「扁桃体」の働きによる。

　現象学のフッサールによれば、感情とは違い「情動」は創造に結び付けられるという。

　「感情」はすでに表現されたものであるが、「情動」はマグマ状態である。精神分析フロイトに準拠すると無意識層「イド」にあたる。性欲など本能や欲情の座リビドーである。

　その上に「エゴ」（自我）が位置する。感情の座である。

　エゴを抑圧するのが「スーパーエゴ（超自我）」であり、周囲と適応しようと自我（エゴ）が疲弊し、ストレスを溜めやすい。

　更に、生来的気質に発達障害などがあると、努力しても適応できず、ストレスにより、扁桃体が悲鳴をあげ海馬が萎縮する。自律神経が機能しなくなり、ストレスに対応するホルモンも働かず、DMN（デフォルトモードネットワーク）がバランスよく働かなくなる。DMNはぼんやりした状態の脳が行っている神経活動である。DMNの働きは「創造性」と関係している。また、主な役割に「危機への備え」と「情報整理」がある。

　瞑想中の脳波にはアルファ波からシータ波にまたがる 6 〜 10Herz の周波数が、深い瞑想の境地を示す脳波である。

　シータ波はまどろみと集中力の脳波であり、直感的な判断力が高まっている状態である。シータ波は雑念と関わる DMN の働きを抑制する。

　DMN が重要なのは「整理」であり、DMN が働いていれば蓄えられた情報が結びやすく、新しいアイディアが生まれ、創造力が高まる。鬱病や不安症などの発症は DMN の過活動状態が根底にある。

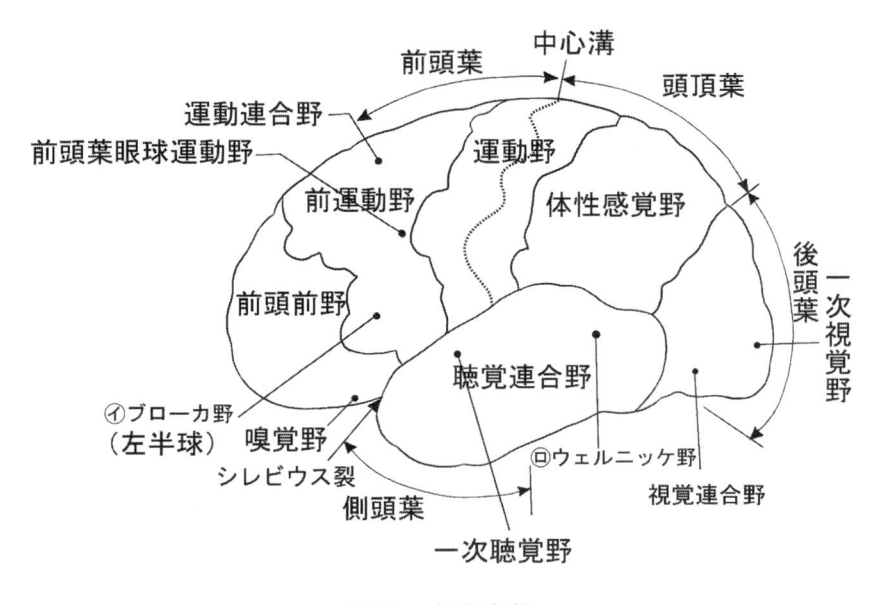

図7 大脳皮質

㋑ブローカ野（運動性言語中枢）統辞構造の階層的処理に関わる
㋺ウェルニッケ野（知覚性言語中枢）音韻処理に重要な役割を持つ

　重い統合失調症傾向を患っている人と創造性豊かな人の脳内では、ともに思考中であっても、注意と集中に関わる部分楔前部（図8）が活動を続けていた。創造性豊かな脳も統合失調症傾向の脳も、大量の情報を取り込む一方で、雑音となる情報を排除できない。つまり脳のフィルターが機能していない（オーストリア・グラーツ大学神経科学者アンドレアス・フィンク氏の研究成果）。

　楔前部の活動は否定的な自己意識や心の迷いに関係している。

　楔前部は大脳辺縁系の一部である。

　通常、感情は扁桃体の興奮によって生じ、状況判断を司る前頭前野の働きによって抑え込まれる。

マインドフルネス実践者やジャズ演奏家は発生した感情を抑え込むのではなく、広い範囲での脳活動を制御している。脳内 DMN を一時的賦活し、湧きでた雑念を観察、意識化して止揚する。

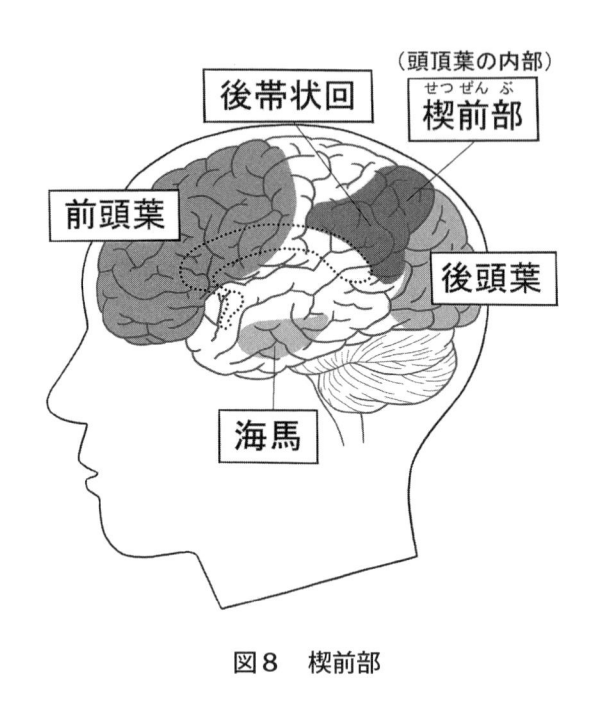

図8　楔前部

　アメリカ精神医学会「精神病理と創造性研究」による 1945 ～ 1960 年代に活躍した著名なモダンジャズ演奏家 40 人を分析した結果、有能なジャズ・ミュージシャンの精神障碍発症率が高いと結論。
　ジャズ演奏家は、精神疾患をもジャズという会話で克服し、更には芸術として昇華させた。
　以下一部紹介する。

【統合失調症】

バド・パウエル（ピアニスト）

マイルス・デイヴィス（トランペット）

【強迫性不安障碍】

ジョン・コルトレーン（テナーサックス）

【鬱病】

ビル・エバンス（ピアニスト）

　ジャムセッションは、ジャズによる会話である。いわゆる情動を吐き出すのである。ジャズでいうところのブロー（呻き声）である。現代音楽の故・武満徹は、ジャズとは、呻きと祈りであるという。まさにブルース衝動である。

　精神分析の「自由連想法」にも繋がる。

　「自由連想法」は医者と患者のデュオでもある。

　但し、医者と患者という主従関係は拭えない。

　象徴的言葉や見た夢の断片から、抑圧されているものを引き出して、意識化させ快癒に誘うセッションである。

　オープンダイアローグの手法は当事者同士の交互の会話である。進行役のファシリテーターは指示や誘導は行わない約束がある。

　フロイトいわく、分析家の仕事は、とりとめない話が即興的にできるような場をつくり出すことにある。正にジャムセッションに通底する。

　また、フロイトは、知人のシュテファン・ツヴァイク（ユダヤ系作家・評論家）への手紙に「自由連想」という技法は、精神分析が産みだした最も重要な成果であり、精神分析の他の成果への方法論上の鍵であると述べる。

　含蓄に富む言葉である。現在注目されている「オープンダイアローグ」と“ジャズ演奏の場”とは、双方とも、インプロビゼーションが

生起する場という意味で重なる。

　若き俊英ジャズピアニスト魚返明末32歳・男性は次のように語る。（山本由樹・雑誌編集者インタビュー　ブログより抜粋）ジャズを演奏するということは、"決まりごとの中の自由"と格闘する行為である。

　　ジャズはいわば黒人たちの民族音楽なんですけれど、奴隷としてアフリカから連れてこられた人がアメリカでの厳しい環境の中で生み出さざるを得なかったアイデンティティが根底に流れている。
　　日常生活の中での救いみたいなものがその出発点にある。クラッシックとの大きな違い。クラッシックも大いに救いはあるんですが、黒人音楽の救いとはちょっと違うものだと思っています。
　　ジャズが本来持っている自分たちへの救済に、僕自身、演奏するたびに救われていますし、聴く人も救われてほしいと思っています。僕自身救われたいと思っている時にジャズを聴いて救われた経験があるので、演奏者と聴き手という関係性が、ジャズの救済によって繋がる時がある。

　個人が個人の自由を認め合うことこそ、「精神の自由」そのもの。
　ジャズサキソフォン奏者ウェイン・ショーター（1933－2023）「ジャズとは人生を祝福することだ」。更に、自分の人生を祝福すると同時に、人の人生も祝福する。その肯定力こそがジャズの持つ「自由と救済」の本質を表している、と語る。

　　バンド全員が一体となった瞬間は、実はそれぞれの演奏はバラバラなんです。一人ひとりがいびつな音色でアクセントを出して

いて、それが全々かみ合わないでトゲトゲのいっぱいある丸みたいな形をしていて、でも、自分の音と他人の音が区別なくなるほど無心になるとバラバラな音が奇跡のように一体化する。そうやって全員が魂を解き放って演奏している時が理想だし、最高に幸せな瞬間なんです。

　ジャズを演奏するということは、ひとつの社会モデルを作っていることであると思う。

　違う人間同士が違う音を奏でながら、お互いを認め合っている。それぞれの音がいつの間にか一体化して素晴らしい音楽を生み出している。そんな社会だったらいいと思いませんか？　ジャズは人種とか文化とか宗教とか、そういうものを越えていろんな人の人生を受け入れながら、誰でも肯定できる音楽なんだと思います。（魚返）

　米国、音楽療法家ケネス・E・ブルーシアは『即興音楽の諸理論（上巻）』で次のように述べる。

　音楽は、その非言語的な性質ゆえに、コミュニケーションの普遍的な手段となる。音楽は個人の知的水準や状態がいかなるものであれ、音響刺激として精神と身体に直接浸透する。

　演奏家の脳は聴覚系の感覚性言語野の活性活動が非侵襲計測器fMRI（磁気共鳴機能画像法）（図10）で確認されている。芸術活動では情動中枢が強く刺激され、言語中枢の働きが大きい。

　記憶に書き込まれた記号化された連続的な内的響きを小脳・大脳関連ループと大脳・基底核・視床関連ループ（図7）で運動パターンを意識下で呼び覚ますことによって、身体運動により外化させて演奏を行う。聴覚の他に、視覚、体性（皮膚および粘膜）感覚、内臓感覚など全感覚総動員されると感動が生まれる。

　帯状回や前頭前野には中脳腹側被蓋野からのドーパミン（図9）含

有線維が多数関わっていて意欲・情操・道徳など「高次精神」機能に関連する領域である。（出典：川村光毅（1934－2021）慶應大学名誉教授、脳神経科学・神経解剖学・精神医学／音楽する脳のダイナミズム web 論考より）

　「高次精神」とは、天台智顗のいう「境涯」二乗界に繋がるであろう。

　言葉の発生元は、太鼓や笛を合図として鳴らす情動的な背景と結びついて生まれたコミュニケーションの場であり、社会学的にも音楽は概念化した言語と捉えられる。

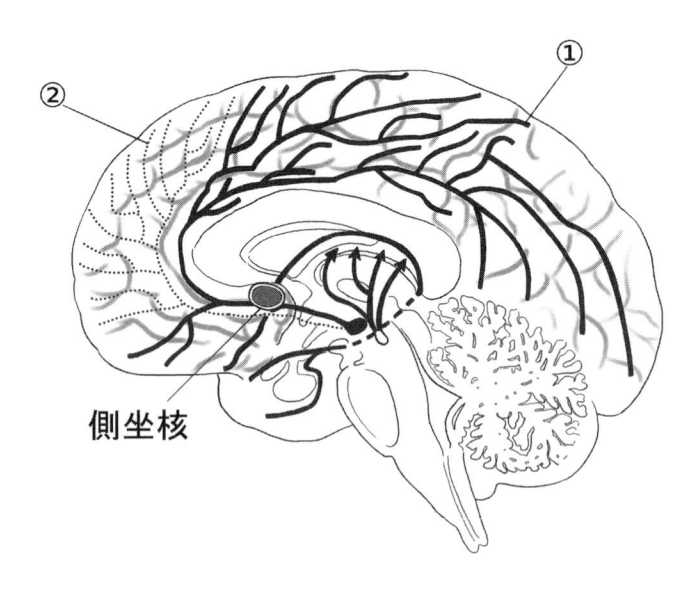

図9　中脳腹側被蓋野　ドーパミン神経の走行

①経路はオートレセプターを持ち側坐核に投射する
②経路は前頭前野に投射し、オートレセプターを持たない

元来、音楽と言語、聴覚と視覚が深い関係性を持つ

　芸術作品そのものが基本的に多要素から成り、脳の多機能の駆使によってもたらされている。

　知覚性言語野（受動性、与えられた言語を理解する）この言語領野は視覚性連合野の前方域、体性知覚連合野腹方域に発達。音楽に関する領域は、脳内で言語機能領域と連合線維によって密接に結び付けられる。

　前頭葉は1次運動野と呼ばれ、運動機能、自律機能、精神に関連する連合野。頭頂葉は一次体性感覚野である。側頭葉は一次視覚野と呼ばれ、聴覚・視覚に関連する連合野。後頭葉は一次視覚野。損傷すると目に見えていても、認識できない。

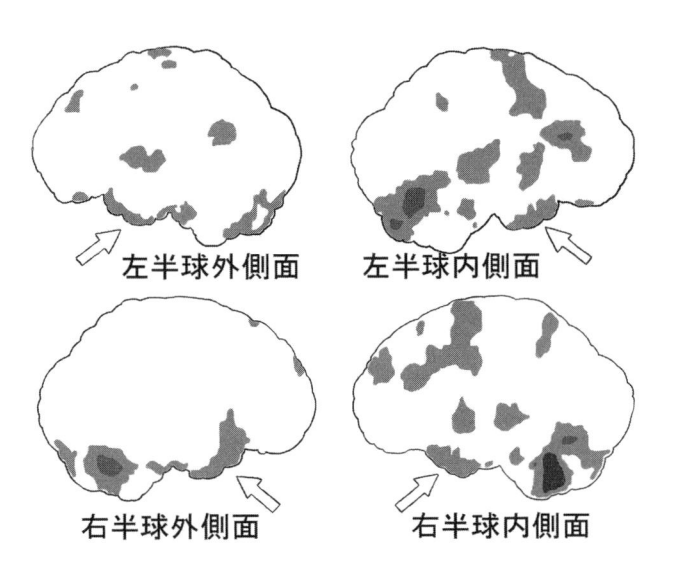

図10　演奏中の脳「音楽はどのように脳に取り込まれるか」

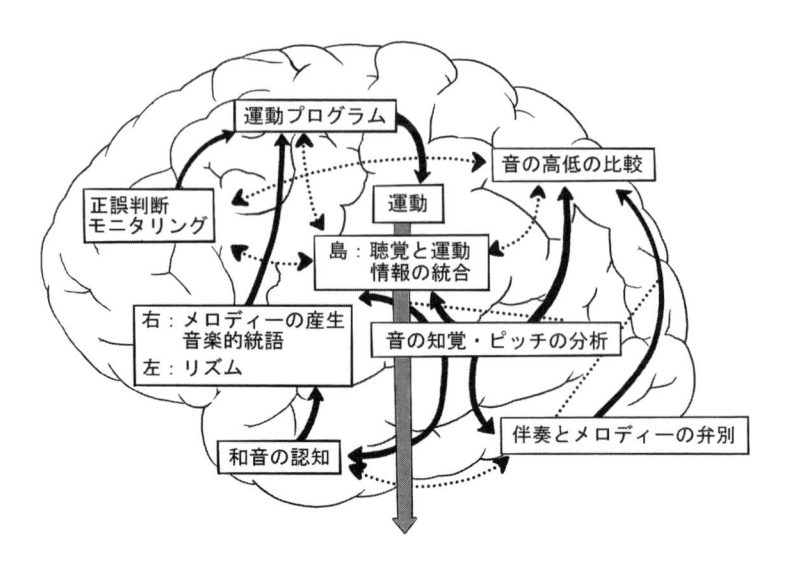

図 11　知覚性言語野

大脳辺縁系

　大脳皮質内側部の領域で、帯状回、扁桃体、海馬、海馬傍回などからなる。大脳新皮質と比べて発生学的に古い型の皮質であり、情動の表出、食欲、睡眠欲などを司り、記憶や自律神経に関与する。

　動物の中枢神経系は魚→鳥→猿→ヒトと進化。

　脊髄→脳幹→大脳辺縁系→間脳→大脳皮質と活動の中心が脳の前方から先端へと移り「高次化」する。

　機能的にも「感覚・知覚・認知・認識」など高次化である。

　認知機構・情動機構が相当高度化していないと、ジャズ演奏、傾聴は難しいとされる。

　ＭＭＮ（誤差認知脳波）は一次聴覚野。ＥＲＡＮ（音楽的構文の認知処理）は前頭前野下前頭回に局在するとの報告がある。

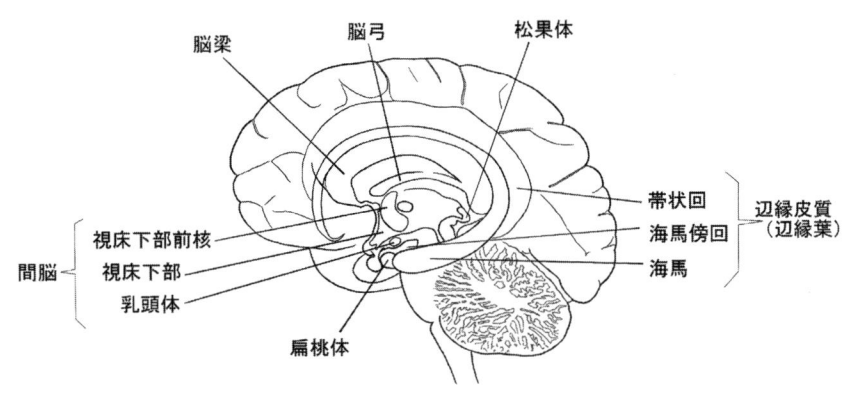

図 12　大脳辺縁系

ジャズ全脳活性化表現構造

　音楽から生じる情動には安心感を伴うような予測通りの刺激と、驚きを伴うような予測を裏切られるような刺激の両方が存在する。

　脳は予測誤差の高い刺激に対して驚愕反応が起こり、神経活動が増加する。反対に、予測通りの刺激に対して神経活動は抑制する。

**　難解な音楽ほど脳内を活性化する。**
**　ジャズ聴取は全脳を活性化させ、萎縮している前頭前野の樹状突起（図 13）が拡大し再生する。**

　聴きなれないジャズに一時扁桃体が不快反応を示すも、鑑賞後の体感で心地よさを感じ、その心理的制御の感覚を繰り返し取得すると日常のストレスにも動揺しなくなる。日常生活の中にジャズ聴取の機会を設けていくことで全脳のバランスが取れていくと考えられる。

　魚の脳は中脳が発達、大脳は小さい。猿やヒトになると一段と発達。脊柱動物の脳が進化。

　ジャズの聴取中の脳活動は聴覚野だけでなく、睡眠や食欲と同様、扁桃体や中脳など脳の報酬系に関与。ゾクゾク感やワサワサ感は神経物質ドーパミン（図 9）を放出。（報酬を「快楽予測」と「不快体験」したときで異なる領域から伝達放出される。前者・側坐核。後者・扁桃体）

　側坐核（やる気伝達物質 GABA 産出）。セロトニン IB 受容体が側坐核と腹側淡蒼球という領域で活性化。その後腹側淡蒼球から視床下部の背内側核に出力。腹側被蓋野からドーパミン入力は側坐核の神経活動を調整。ドーパミンの分泌量を抑制（幻覚・妄想抑制）。下垂体からオキシドシンを分泌すると偏桃体では警戒心が緩和され、側坐核

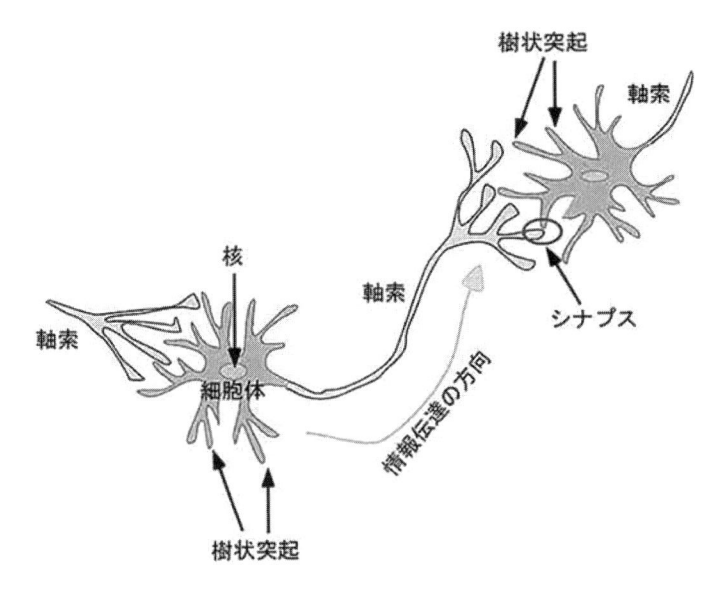

図 13　樹状突起

で快感が生まれる。（図 2・図 3）

　前頭皮質内側部の働きが弱まると扁桃体が脱抑制・活性化し、それにより脳幹を介して生理的覚醒が起こり、強いネガティブ感情を経験しやすくなる。ドーパミンは前頭前野では自己調節機能（オートレセプター）が働かず、過剰な分泌は不安を招く。

　報酬系含む「感情的メカニズム」においては音楽と美術で共通点が多い。構造処理においては、言語処理メカニズムと密接に関与。

　外部からの音情報は空気振動として鼓膜、骨振動、電気信号に変換され、大脳皮質の「一次聴覚野」に到達。

　一次聴覚野まできた音情報はそこから、「腹側路」と「背側路」の2経路を辿り、様々に処理されることでメロディーや和音などの音楽認知に変わり、報酬系と複雑に情報のやりとりをしながら、芸術まで昇華する。

「背側路」（図14）は音の空間情動や運動に関わる情報の処理をする。

　「腹側路」（図14）は音の種類情報の処理と、情動と知識の融合に関与する。

　メロディー予測は一次聴覚野と側頭平面からなる聴覚ネットワークである。和音予測は情動や報酬系ネットワーク。

　リズム予測は運動系ネット（運動前野・補足運動野・基底核・小脳など）が関与する。

　脳全体で様々な部位と相互作用することで音楽体験が可能である。（出典：大黒達也、東京大学特任助教、脳神経系科学/web論文「音楽と脳」より）

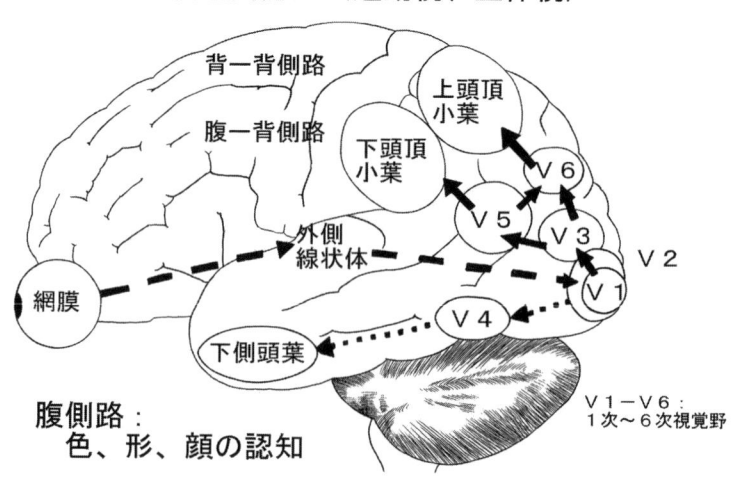

図14　「腹側路」と「背側路」

音楽と言語、聴覚と視覚が深い関係性をもつ

　芸術作品そのものが多要素からなるもので、脳の多機能の駆使によってもたらされる。

　側頭葉（聴覚および視覚連合野）が接している領域である。多数からなるニューロン群は皮質間線維により互いに結合している。

　知覚性言語野（与えられた言語の理解群）は視覚性連合野の前方域に発達している。簡単な響きの中にも多層的意味が内在していればいるほど、脳の活動機能の反映として新皮質レベルの活動に大脳辺縁系に属する古い皮質および、扁桃体や側坐核などと、間脳（視床下部）や中脳（ドーパミンやセロトニン含め）皮質下の情報機構の働きの差に起因する。

　能動的ロゴスの座である運動性言語野を含む前頭連合野と、受動的ロゴスの座である感覚性言語野は連合線維によって結びついている。各ロゴス野の近傍の前頭葉下部と側頭葉前方部はそれぞれパトスの座である大脳辺縁系（扁桃体や海馬）と投射線維によって前頭前野で情報処理した後に、運動系を活性化させている。

　演奏表現は、「広義の運動野」（図 7）の活動によってなされる。

　図や絵画を描くときの全体のバランスの取り方、物体を 1 個のまとまった形態と認知するゲシュタルトと、聴覚的には、単音や複合音、高さの異なる二つ以上の音が同時に鳴り響くことによって合成された和音あるいは、協和・不協和音や旋律（メロディー）などの音がある一つの音、主音、主和音中心に統一的にまとまり、形成している音組織として調性。更には、リズムが加わった全体的響きとしての音楽の認知がこの領野においてなされる。

　音楽を指して用いられる「形姿」「形態」（ゲシュタルト）は脳内諸

領野の働きが総合的に収斂されたところに浮かび上がる存在の形姿に他ならず、概念化、形態化の働きを象徴するロゴス（言語・理性）と存在の形姿の色合いや陰影を指していう情報がパトス（欲情・怒り・恐怖・喜び・憎しみ・哀しみ＝情念）の調和、融合である。

　人間の喜怒哀楽の情は音の動きによって聴き手の魂が揺り動かされ生起すると聴覚連合野の機能に情動が生じることにより高次の脳機能が発揮される。（イタリア哲学者／マルシオ・フィチーノ）

　聴受の場合は、音楽と呼ばれる総合的響き（和音・メロディー・リズム）の全体が脳に働きかけて情動を呼び覚ます。

　一般的に音楽鑑賞や、音楽大学で学ぶ音楽は国内国外問わず、「クラッシック音楽」を学ぶ偏向教育にあるように思う。

　我が国では明治12年（1879）音楽取調掛を文部省に開設。1887年「東京音楽学校」（現東京芸大音楽学部）創設。

　クラッシック音楽という枠組みの中で、ピアノ文化が誕生。

　クラッシック音楽は"正統文化"と捉え、相対的に高い階層に属する人々の教養とみなされる傾向があった。（片岡栄美／文化社会学）

　米国、ボストン、ニューイングランド音楽院でも作曲家ガンサー・シュラー氏が1960年代院長に就任するまではジャズは教えていなかった。教授陣の多くは、自分たちの規範に「泥を塗る」ようなジャズの即興演奏に嫌悪感すら抱いていた。10年後、シュラーは聴衆や学生に両方の分野で最高の体験をしてもらいたいと、ジャズをカリキュラムに採り入れた。

　心理学者は柔軟性こそが、創造性を測る上でより優れたモノサシになる証拠を次々と見つけた。

　ケンブリッジ大学音楽心理学教授、デービッド・グリーンバーグは、ガンサー・シュラー氏を賞賛する。

　「体験への寛容性」は、世界に対するアプローチ方法の違いだ。体

験への寛容性があれば、思慮深く、複雑な知的生活を送ることができる。馴染み薄い新たなアイディアを継続的に取り入れていく能力であり、創造性は、自由と制約の微妙なバランスから生まれる、と述べる。更に、グリーンバーグ氏は、音楽史上最も影響力のあったジャズ演奏家の一人にジョン・コルトレーンを挙げる。

　コルトレーンは、アフリカとアジアの要素を自身の音楽に取り入れた。トレーンの体験への寛容性はずば抜けている。「創造的直感」は、芯のしっかりした広い知識から生まれる、と語る。

　意図的になろう。予想から敢えて外れるのだ。

　科学者たちは、ジャズの即興演奏中に、脳内で何が起きているかを必死で探る。

　クラッシック演奏家は「偶発的な音」を使う。

　ジャズ演奏家の意図的な音の一番粋なところは、音楽の垣根を乗り越えること。意図的な偶然は、ほとんど普遍的な現象である。

　クラッシック音楽（以下クラッシックに略す）は、楽曲のメロディーの重なりでできており、常にリズムを刻んでいる楽器はない。リズムの変化は楽譜の演奏記号に沿って行われ、その他は指揮者によって指示される。

　クラッシックでは、それぞれの楽器がメロディーを奏でることにより曲になる。楽器の数だけメロディーを書かれたスコアと各楽器用パート譜がある。

　ジャズはコード進行の流れから、無限にメロディーを即興で紡いでいくのが真骨頂である。

　大編成のビックバンド（15人以上）では、和音（コード）が記入されたコード譜やメロディーを書かれたメロディー譜が用いられることもある。

　それでも指揮者は不在だ。

ジャズは予期しない状況に直面しても効果的な反応を優先させ、パフォーマンスを中断させない。

　クラッシックでは、ミスをしないための最優先事項である運指に神経を集中させ、誤った運指であっても追従することに全うさせる。

　楽譜を正しく演奏した上で、個人的表現を付け加えるとされる。

　ジャズピアニストは「スタンダードなコード進行の中で予期されない和音を演奏させた時、彼らの脳はクラッシックのピアニストよりも素早く演奏を計画しはじめた」（ドイツ／認知・脳科学研究所ロバート・ビアンゴ）

　ビアンゴ氏は更に、ジャズピアニストは主に「何を演奏するか」を念頭において演奏し、柔軟的に和音を計画している神経の動きが見つかったと述べる。

　一般的な作曲では作曲家が十分な時間をかけて構造を練り上げる。

　ジャズ演奏家は構造生成とその表出をほぼ同時にこなす必要があり、時間的制約が強く、閃きや周囲のメンバーの状況に応じた柔軟な構造生成が求められ、創造性が既存の規制や枠組みに制約されない。片やクラッシックは既存構造再現を中心とする。

　クラッシック音楽家は即興に困難を感じることが多い。

　ドイツ・マックス・ブランク認知神経科学研究所は「ジャズとクラシック演奏家の脳波の違い」を検証した。これによると、コードを追う僅かな運指ミスに反応し、音を修正する速度を計測結果。クラッシック0.6秒。ジャズ0.4秒であった。

　ジャズの既存の音階やリズムに基づく即興は聴き手が即興を受容するための認知上の下地にもなる。

　ジャズのハーモニーは装飾を伴って提示され、特徴は主としてテンションノートで非和声音によってなされ、選択は伴奏者によって即興的に行われる。特定の音を積み重ねることで緊張感を持ったサウンド

になる。

　ジャズ演奏家はテンションハーモニーから基本となるハーモニーを認知する技能を発達させている。即興上の指標となるハーモニーの的確な把握が不可欠である。

　ジャズ演奏家は脳科学によると、間違えることを恐れなくなり、創造活動が中断されない状態に「前頭前皮質」がなっていて、ジャズ演奏家は演奏中は精神のフィルターや検閲を減らす、リラックス状態にあったと述べる。

　前頭連合野は他の脳領域と共に活動し認知機能を遂行する。ワーキングメモリーネットワーク（WMN）は高次元認知課題遂行の役割でデフォルトモードネットワーク（DMN）活動低下を示す。

　実行系ネットワークの活動が高い時ほどDMNの活動が低くなっている。ジャズ演奏家は注意が即興演奏という無意図的想起に向けられており、DMN活動は低下しており、緊張せずに、無心で外界（メンバーや観客の雰囲気）を受け取っている状態であり、インスピレーションが想起する。習慣的行動や衝動的な反応を抑える実行制御により、過活動DMN活動抑制。

　実行制御は瞑想中の脳活動と近似しており、前頭前野はフル活動しているが瞑想状態でfmシータ波が検知される状態である。

　創造性が真に高い人の脳は創造と評価に関わるデフォルトモードネットワーク（DMN）を効率的に活動させることができる。

　また、脳波のMMN逸脱検出反応の柔軟性もみられた。

　fmシータ波は前頭皮質内側が強く活動している時にみられるシータ波であり、瞑想中のシータ波と同様である。瞑想者は、頭をフル回転させて、習慣的な行動や衝動的な反応を抑制している。エグゼクティブ・アクティブ・ネットワークEAMは外側前頭皮質と前頭頭頂間のコミュニケーションであるが、その他のネットワークを活性化させている。

量子力学では、全ての物質はミクロの揺らぎで成り立っているとする。自然界や、私たちの臓器や器官も揺らぎに支配されている。

　素粒子は宇宙創生以来振動し続けている。

　ミクロの世界では量子的物質は「粒子の性質」と「波の性質」を持っている。（波と粒子の二面性）

　ミクロの世界では、一つのものが同時に複数の場所に存在できる。これら、相反する性質が相補って存在し機能することを「相補性」という。脳内ニューロンのマイクロチューブルで、量子学的な重ね合わせが形成され、コヒーレント状態が保たれると意識が生まれ、量子重力理論で与えられるエネルギーの閾値に達すると波動関数の自己収縮が連続して起き、意識の流れが生まれる。

　ニューロンは細胞であり物質であるから波動性（物質波）がある。

　そのニューロンから生まれる情動に波動性があるのは頷けよう。

　意識の第二のレベルである気づき（視覚・聴覚・臭覚などの感覚系）は脳の複数の部位で処理された情報を一つに統合、結合して認識する必要があるが、その機能は神経活動が同期した時に情報が束ねられて意識が生じるという理論があり、実験的にも視覚系や臭覚系において確認されている。

　身体における同期現象に心が影響する心拍の力強い運動は心筋細胞一つのリズムか同期して細胞魂の集団リズムに変わり大きな心拍動になる。リズムの振動は波動である。心拍リズム振動は神経系内分泌系、免疫系の影響を受けるのは情動が波動で同期するからではないか。

　音とは、物質中の振動（波）が伝わる現象である。

　振動は物体の周りにある空気を押し出し圧縮する。圧縮された空気の濃い部分と薄い部分「疎密波」が発生。波となって伝わる現象を「音」という。音は物質を纏った量子で、準粒子（フォノン）という。気体・液体・固体を形成する最も小さい単位は分子である。

多数の分子が集まってそれらを形成し、音の波を伝播させることができる。音は物体を通して伝わる力学的エネルギーの変動であることから、物体を構成する分子と音に何らかの物理的相互作用が起こっても不思議ではないだろう。

　音楽はギリシャ語の「musike（ムシケー）」から生まれた言葉でムーサが司るもの。ムーサはギリシャ神話における人間の知的活動を司る女神のことである。

　古来、音楽を奏でること、音楽を聴くことは生の本質であると考えられていた。思考や情動、生命の躍動と呼ぶべきもので、芸術の一形態を超えた存在である。

　脳内には1億個のニューロンのつなぎ目があり、シナプスという構造がある。語源はギリシャ語のスナプティン。

　脳内では、1億個のニューロンの間で、常に物質が伝達されている。多様なリズムのビートが絶え間なく発生されている。

　リズムの発生とビートの融合によるシンフォニー現象が常に起きている。量子力学の波動と粒子の関係である。

　米国科学雑誌『PLOSONE』の論文によると、3〜4ヶ月目の赤ちゃんにダンスミュージックを聴いてもらうと音の拍子にシンクロナイゼーションした。100人中2人位はすごくシンクロに踊る子がいるとの報告。

　リズムにシンクロするのは人間とスノーボール（白いオウム）とアシカ位である。

　人間が進化の過程で獲得された生得的な機能であることを示唆する。

　音楽の三要素はリズム、メロディー、ハーモニーであるが、原点はリズムである。リズムなしに音楽は成立しない。

　言語やコミュニケーションのベースでもある。

近現代以前では作業歌によって、テンポよく集中力を絶やさず行ってきた。また、祝祭などの場面では皆で楽器を奏で、歌い、踊る中で強い情動が共有され、時にはトランス状態に至ることも。

　太鼓やラッパの音は皮膚感覚に訴える臨場感溢れる刺激的な音であり、身体の生理的状態が変化することで、仲間と共感し情動が喚起される。

　人はリズムを知覚すると、身体を動かしていなくても運動を司る脳の部位が活動する。

　音楽を聴いて、身体を動かし、他者と繋がるのはヒトの起源にも繋がり、時代や洋の東西問わず観察される普遍的な行為である。

　米国ジャズドラマー・パーカッショニスト、ミルフオード・グレイヴス（1941－2021）は述べる。

　リズムは人間やあらゆる生命体とこの自然、宇宙を反映させた生命力の表れと、ヴィブレーションの法則だ。更に自由を得、解放を得るためにこそ「新しい力」精神と肉体が本当に有機的に結びついた力が生みだされる必要がある。そのためにリズムと呼吸について学ぶことは不可欠だ。広く深く、豊かなリズム、広く深く豊かな呼吸、その事において精神と肉体の可能性が実現される。

　スティーブン・H・ノブロック（ジャズ演奏家後精神科医）は著書『精神分析という音楽』で次のように記す。人は真鍮や銅といったようなあらゆる物質で簡単に反響板をつくることができるが、人間の身体ほど生きた反響板は存在しない。それぞれの原子が鳴り響くので、音が身体の全原子に影響を与える。筋肉、血液循環、神経のメカニズム全体が全てビブラートの力によって動かされる。

　リズムは人を構成する全ての本質である。人の身体の全メカニズムは脈拍、心拍、脳波、血流、飢えと乾きもリズムを取って動いている。リズムが狂うことを病気という。

筑波大学ヒューマン・ハイ・パフォーマンス先端研究センター（征矢英昭教授）グループがニューロサイエンス（Neuroscience）誌で発表したところによると、グループヴリズム（GR）ジャズのリズムの代名詞でもある。

[註]

(1)「あとノリ」「オフビート」「ゆっくり急げ」など。

グループヴリズムで前頭前野実行機能（図4）と前頭前野背外側部（DLPFC 図4）喜怒哀楽をコントロールする脳の活性化が促進されたとする。

GRで、拍の頭著性・音の数の多さ、低音成分、シンコペーション、テンポなど影響することを明らかに。報酬系の一部である側坐核の神経活動は、主観的な「グルーヴ感」と「ポジティブ感情」の両方レベルと相関関係にあることを明らかにした。

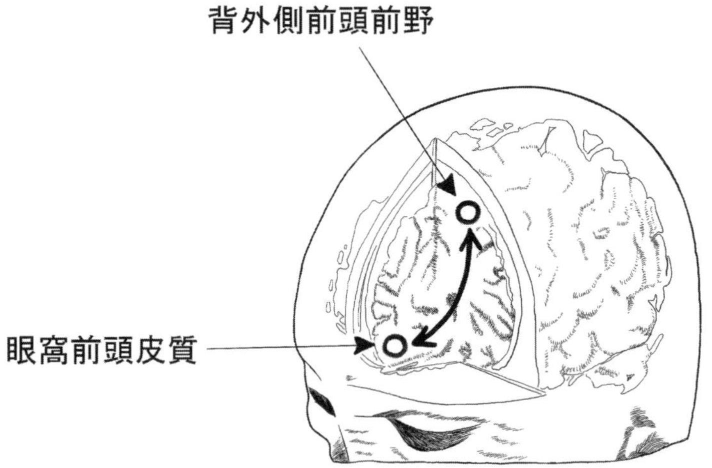

背外側前頭前野

眼窩前頭皮質

図15 前頭前野背外側部

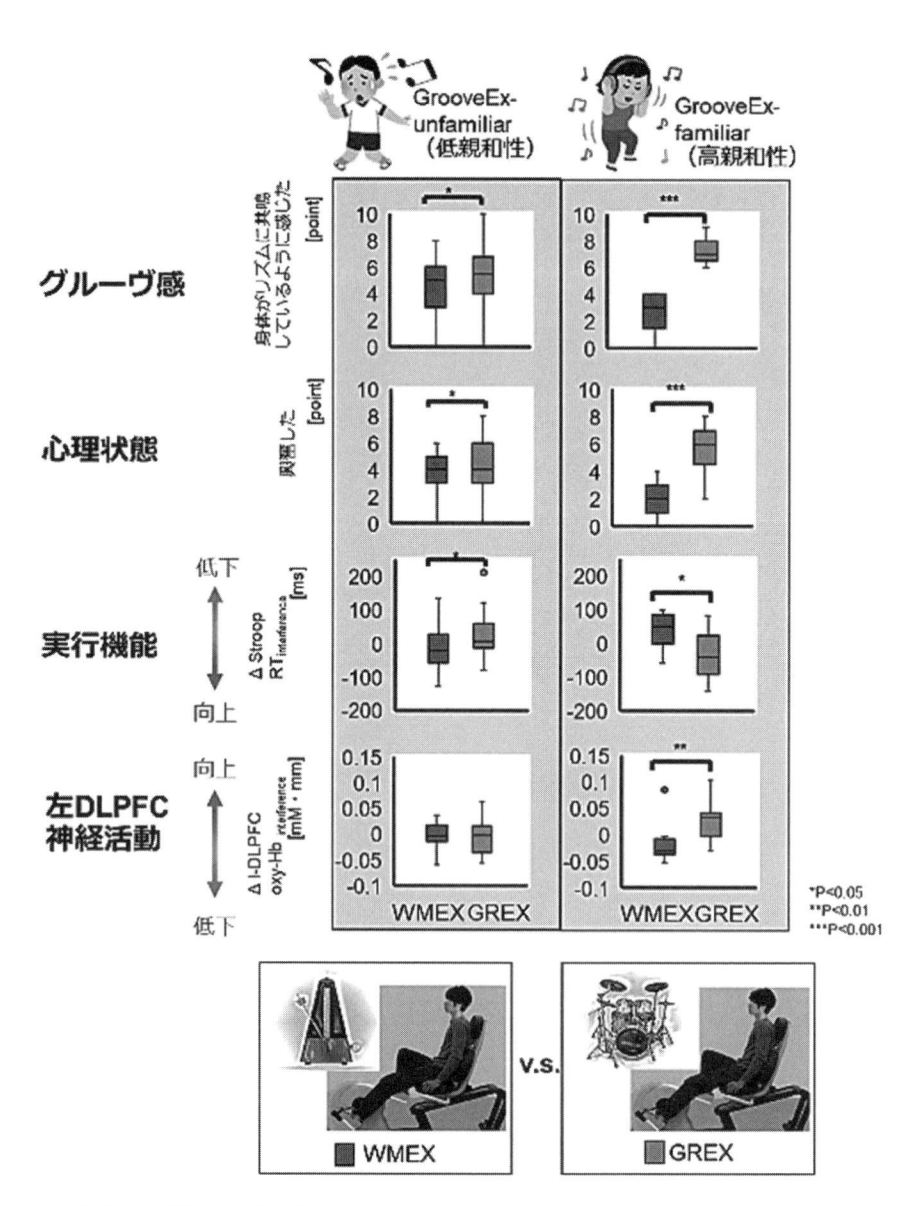

図16　グルーブ感とは（出典：国際科学誌『Neuroscience』から転載）

「身体のリズムに共鳴しているように感じた」「興奮した」など。

　報酬系の活性化でみられる神経伝達物質の放出亢進は前頭前野機能を賦活化する。運動しなくとも GR を聴いてグルーヴ感と認知覚醒機能が高まった人では左 DLPC 神経活動と実行機能が高まること明らかにした。

　前頭前野背外側部（図 4）は脳の司令塔としての役割を持ち、記憶、意思決定、注意、計画推考、実行など、思考や行動の中心となる様々な機能を担っている。また、眼窩前頭皮質（図 15）では喜怒哀楽の感情もコントロールしている。高次の認知機能の領野でもある。故に、ジャズ鑑賞で全脳活性化と情動喚起、調整が可能である。

第3章 精神医療の現実

日本の精神医療「隔離処遇」は江戸時代「座敷牢」から始まった

　小俣和一郎は『精神病院の起源』という歴史書で、我が国の精神科治療は仏教寺院で始まったとする。本書で次の三系統を挙げる。密教系水治療型寺院、漢方治療型浄土真宗寺院、日蓮宗系の読経治療型寺院。

　京都、大雲寺・癲狂院（天台宗）は古くは「癲狂院」を精神病院のことを指した。

　左京区岩倉周辺には今日でもいわくら病院、洛陽病院、北山病院などの精神病院が集中しており、平安時代から法人など変遷を経て1000年を超える歴史がある。

　江戸時代の徳川幕府によって始められた「寺請制度」は、住民の動向や戸籍の管理を寺院に請け負わせていた。全ての人がいずれかの寺院の檀家になることを強制されており、戸籍上の管理を記録したものが「檀家台帳」と呼ばれる書き付けで、現在で言うところの、市区町村に管理されている住民基本台帳や戸籍原本同様のものであり、寺院は幕府の出先機関の役割を担わされていて、寺院から「寺請証文」という身分証を受け取る制度であった。

　江戸時代後期においては、精神障害者への処遇として、入檻、入牢（座敷牢含む）、溜預けの三種類実施されていた。

　精神科医、西丸四方（1910－2002）信州大学教授によると、『精神医学入門』（南山堂）に、古代から、狂気の記載が認められるとし、須佐之男命（スサノオノミコト）が興奮して天照大神がもてあまして、天の石屋戸に隠れたことを挙げる。確かに須佐之男命の逸脱行動は凄まじい。我が国の歴史は精神病的な問題行動とともに始まったと

いえるとの西丸氏の論述であるが、歴史作家関裕二は、先住民である縄文人を悩乱させた原因を主張する。著書『縄文国家＝出雲王朝の謎』で、天皇家（九州王朝）と天皇家によって抹殺された縄文人の格闘による、二大民族、九州王朝と縄文人、渡来系弥生人と縄文人との相剋であると。

割引いて、西丸氏の論述に準拠しつつも、須佐之男命がたとえ精神障害としても、爆発行動には裏付けがある。切っ掛けにより、錯乱は一過性心神耗弱もありうる。西丸氏は為政者の視点で見ていないだろうか。

障害者を排除するのではなく、健常者と同様な生活が送れるよう支援する考え方をノーマライゼーションという。ノーマライゼーションの父といわれるデンマークのN・E・バンク－ミケルセンにより1959年提唱され、法律として成立。

読売新聞大阪本社科学部原昌之氏は次のように警鐘を鳴らす。

精神疾患、精神障害に対する偏見、差別について、障害という区分の中で見ても、身体障害、知的障害に対する国民の平均的意識とはかけ離れている状況にあり、1980年代から本格化したノーマライゼーションの流れの中で取り残されている。

全国精神障害者家族連合会（全家連）が1997年に全国成人2,000人対象の調査結果によると、半数以上の人は精神障害者に直接会った経験がない。

また、事件の加害者という偏見。

事件報道「わけのわからない事件は精神障害のせいに違いない」という市民側の心理、偏見がある。

実際には精神障害者の犯罪率は高くない。

警察庁統計、2000年に交通事故を除く、刑法犯の検挙者数31万人のうち精神障害、または疑いと警察が判断したのは2,071人で0.6％であり、15歳以上の人口の占める精神障害者の比率（1.84％）よりか

なり低い。

犯罪率という意味では、精神障害者は全国に 200 万人いて、2,071 人、比率は 0.1％ に過ぎない。殺人や殺人未遂は 132 人で 0.006％にすぎず、危険な人が多いとはいえない。

「心神喪失・心神耗弱と認定された被疑者の 9 割は不起訴」という俗論。すなわち、心神喪失とも心神耗弱とも認定されず、完全責任能力を認定される精神障害者が相当数いるのに、これを分母に加えていないからである。

原氏は、偏見を生んだ社会的背景を挙げる。

① 精神科病院への隔離収容主義。日本の精神科入院患者は33万人。人口比率、絶対数でも世界一である。鉄格子のついた病棟に閉じ込めること自体が「危険な存在」という印象を世間に与えてきた。

② その結果、精神障害者と一般市民との接点が乏しい。「知らないから怖い」

③ 行政による差別である。精神科病院の医療スタッフ数は一般医療に比べて少ない。身体障害や知的障害に比べても福祉も非常に遅れている。

以下、精神科医、秋元波留夫氏による。

80 数年前、1918 年、日本の精神医学と精神医療の創始者、東京帝国大学教授呉秀三（1865－1932）帝国大学医科大学教授は明治政府を糾弾する告発の書『精神病者私宅監置ノ実況及び其の統計的観察』で、非人道的な座敷牢を合法化「精神病者監護法（1900 年制定）」で「我邦十何万ノ精神病者ハ実ニ此病ヲ受ケタルノ不幸ノ外ニ、此邦ニ生レタルノ不幸ヲ重ヌルモノト云フベシ」という言葉を残す。

全国に渡って座敷牢の実情をつぶさに調査してその悲惨な状況を克明に記録したドキュメンタリーであるとともに、非人道的座敷牢を合

法化し、その全国的広がりを許している「精神病者監護法」を黙認している明治政府を糾弾する。

この法律は、精神病者を社会にとって危険であり、監禁の対象であるとみなし、座敷牢を「私宅監置」と呼び、監置の責任を家族に負わせるために「監護義務者」制度をつくり、この法律の施行を内務省と警察の管理下に置き、警察は監護義務者が監禁の責任を果たしているかどうかを監視するというものであった。

我が国の精神障害に関する法律が監禁の合法化で始まったという歴史を忘れてはならない。

呉秀三らの私宅監置廃絶の運動は議会を動かし、精神障害者の医療を国の責任で整備するための法律「精神病院法」が 1919 年制定された。この法律は国および道府県に精神病院の設置を促進することを求めたもので、この法律の制定と同時に、要求していた私宅監置廃絶に絶対不可欠な法律であり、精神病者監護法は廃止するのが当然であったにも関わらず、後者は生き残ることになった。その理由は、1914 年に始まった第一次世界大戦に参戦し、帝国主義の道を走りだした我が国政府が軍備拡張に要する莫大な国費を捻出するために精神病院設置運営の財源を出し惜しみしたからである。

精神病院の設置は一向に進まないばかりか、「精神病院監護法」のもとで、私宅監置の悲劇は拡大していった。

30 年にも及んだ精神病院法と精神病者監護法の成立に終止符が打たれ、私宅監置が廃止されたのは、太平洋戦争が終わった 5 年後の 1950 年「精神衛生法」が制定されたときであった。

1941 年 4 月から食料の配給制が実施されたが、不十分な食料配給の煽りを受けたのは、精神病院に入院している人たちであった。

精神病院死亡統計に明らかだ。

東京府立松沢病院（現、都立松沢病院）平時死亡者年間 20 人程度。日中戦争始まる前年、1936 年 73 人に増える。1938 年 121 人。

1940 年 352 人。太平洋戦争激戦時の 1944 年 422 人。敗戦の年 1945 年 480 人と激増。死因は、松沢病院の記録から、食料不足による慢性栄養失調である。

松沢病院は公的施設であり、闇の配給は不可能であり、病死というより、政府の配給計画に問題があったと言えよう。

「精神衛生法」制定は戦後 5 年後 1950 年である。

精神衛生法は、精神病院法（1919 年制定）の隔離収容主義をそのまま受け継いだ。

私立精神病院増加政策を最優先してきた。増加の一途を辿り、1960 年代に始まる「脱施設化」の世界的動向から逸脱していき、社会復帰、福祉施策に至っては、身体障害福祉法、知的障害福祉法による施設の職員数の半数程度である。

精神保健福祉法第 1 条、精神障害者の「社会的復帰の促進及び、その自立と社会経済活動への参加の促進のため必要な援助を行う」と謳っているが、絵に描いた餅状態である。

現在、全国の精神病院には 34 万近い在院者がいて、少なくとも 4 分の 1 の 8 万人以上が引き取り手がなく、退院しても生活のめどがたたない現状で、「社会的入院」と呼ばれる人たちである。

呉秀三の言葉を待つまでもなく、21 世紀を全ての障害者がこの国に生まれたことを幸せに思う時代にすることが障害と福祉に携わる人たちに課せられた使命である。（出典：秋元波留夫、日本精神衛生会会長）

精神病院を捨てたイタリア、捨てない日本

　大熊一夫 1937 年生まれ、（ジャーナリスト）元朝日新聞記者。アルコール依存症を装って精神病院に入院し、「ルポ精神病棟」を朝日新聞社会面に連載。精神科病院廃絶に向け活動を行った。

　最新刊『精神病院を捨てたイタリア　捨てない日本』（2009 年）岩波書店刊。

　フランカ＆フランコ・バザーリア財団からバザーリア学術賞受賞。

イタリアの精神病院事情。精神科医・上野秀樹

　トリエステ県に最盛期には 1,200 床あった、サン・ジョバンニ旧精神病院は、イタリア全土から完全に消えた。全廃に先立ち 1980 年には完全閉鎖した。

　あらゆる閉鎖収容所の歴史と同じく、人間を一つの所に閉じ込めるシステムでは人権の保障がされない状況が必ず発生し、マニュコミオと呼ばれる巨大精神病院においても屈辱的で人間の尊厳を奪う現実があった。

　イタリアが現実に眼を向け、1970 年代に脱精神病院を掲げて政策転換し、1988 年、全ての精神病院が機能停止した。

　幻覚や妄想が主症状となる「統合失調症」は 100 人に 1 人は発症する疾患である。

　この疾患は、家族や友人、地域社会といった生活環境によって悪化もすれば、改善もしていき、脳機能への生物学的治療だけでは解決できるものではない。

　「人間的な苦悩」に対する人間的な関わりや、社会的にその個人の存在が承認されることによって、改善されていくものである。ほとんどの先進国では、精神疾患のある人々を「隔離・収容」してきた歴史

があり、その結果、この疾患を発症した人々の多くは何十年と施設に収容されていた。人生の大半を閉鎖病棟で失うという、甚大な人権問題とも言える状況にあった。

イタリアの改革では、精神科医フランコ・バザーリアがイタリアの小さな町、人口20万人のトリエステ県のマニュコミオの解体を始めたことに端を発している。

後に「バザーリア改革」と呼ばれるようになる。彼の改革は「右手で病院を解体し、左手で地域ケアをつくる」というもので、1978年に「180号法」という改革法を成立させ、以後、精神病院の開設は禁止された。

彼の改革の中心にある思想は、フッサールやサルトルの影響が大きいとされ、「人は自分の狂気と共存でき、人生の主人公として生きることができる」という信念がある。

イタリアでは地域精神保健センターによる在宅ケアを中心としつつも医療機関での強制入院は最小限存在する。

総合病院の中に、精神科救急病棟（SPDC）という病床が存在する。

精神医療改革に取り組んできた精神科医ダルコ医師（精神保健センター長）は「人の痛みに応えることが私たちの仕事です。そのためには信頼関係が大切です。家庭に出向き、予防を重視します」と語る。

幻聴や妄想があるとき、そこにあるのは「疾患」ではなく、そこから生まれる人間関係の亀裂、失職、貧困といった「人生の苦悩」であり、その苦悩は社会的なもので、社会的解決が求められる。

我々は、言葉を失くした人たちの沈黙の翻訳者になることから始めなければならない。

世界一精神病院の多い国、日本。

敗戦後の「高度成長期」、労働力の確保が優先され、労働力とならない、多様な疾患や障害のある人に対して、「施設収容」を推進する

施策が取られる。精神疾患に対しては、治安対策として、本人の同意によらない強制入院が合法的に推進された。

1970年代以降、劣悪な閉鎖病棟内で発生する虐待事件が頻繁に報道、社会問題になる。WHO（世界保健機関）始め、国連機関から度重なる指摘を受ける。

WHOの把握している世界の精神科病床185万病床の内、日本には約32万床あり、世界全体の5分の1のベッドが存在する。（2001年）

大阪人間科学大学、社会福祉学科准教授吉池毅志は語る。

近年、72,000人は退院先さえあれば退院できる「社会的入院」であると国が表明するも政府は対策に本腰を入れないと嘆く。

イタリアでは、「精神病は病気ではなく、人間関係など社会環境の問題であり、人間関係は隔離では改善しない。社会の中でこそ取り戻せる」という思想の元実践、立証された結果、国として精神病院を全廃した。

患者自身の意思を尊重しながら、地域で生活できることを前提に、精神保健センターを中心に、診療所、デイケアを増やし、在宅（共同生活）で生活できる環境を整備した。

このような改革を行い、精神病院を6年かけてなくした。

日本に来たイタリアの精神科医師は「これだけの病院数、どれだけの費用が必要なのかと疑問」と口にした。

イタリア、1999年、精神病院全土で閉鎖。

日本は1900年、精神病監護法、精神病者の管理と隔離が今日まで続く。

イタリア・トリエステでは精神障害がある人を支えるのは地域であり、中心にあるのが、4ヶ所に設置されている精神保健センターで、週7日、24時間対応しており、いつでも困ったときに誰かが対応してくれる体制が整えられている。

主なスタッフ、医師4人、心理士1人、ソーシャルワーカー1人、アシスタント1人、リハビリ担当1人、看護師4人、アシスタント8人体制で対応している。

　職員は白衣などのユニホームは着用せず、利用者と同じ目線で接している。

　サービス提供者と利用者という関係性を減らす工夫をしている。

　センターのミーティングは頻回に行っており、医師も参加。様々な経験と知識を持った参加者の意見をまんべんなく引き出し、集積していく。地域ごとの特性に合わせたきめ細かい支援を行っている。

　トリエステでは、人間が人間としてあり続けることを支援し、そのために、食事の提供や喫茶の提供に居住の提供も行っている。

　厳しい制限の入院ではそのネットワークを切り捨ててしまい、その人の生活を支える様々なネットワークを考えることはなかった。

　それまでの人生から、その人を切り離し、薬物療法によるものであった。

　イタリアで24時間切れ目なしで365日、ワンストップサービスを提供している。(出典：イタリアにて〜日本でもできると感じた理由。上野秀樹、精神科医、WEBより)

イタリアの精神医療改革

松嶋健、広島大学文化人類学・医療人類学

イタリアと日本、国民国家ができるほぼ同じ時代 150 年前。

それ以前、イタリア半島に多くの都市があった。半島の一部スペイン領やフランス領、ローマ法王領があった。

一つのイタリアになったのは、1861 年、首都トリノで、イタリアの統一に中心的役割を担ったサルデーニャ王国の首都トリノだった。

日本は明治維新の頃、1868 年である。

北東の辺境、ゴリツィアから改革が始まる。

フランコ・バザーリアという精神科医がここに赴任してくる。

この地は 20 世紀初頭まで、オーストリア領でイタリアの一部ではなかった。

日本では 1900 年、精神病者監護法ができる。1861 年、イタリア王国ができる。

当時、イタリアでは国民にふさわしくない人と線引き、精神障害者、他ならず者含み、精神障害者はアリエナーレ「疎外された者」と呼ばれた。精神的にも疎外されていると同時に社会的にも疎外されている二重疎外。

イタリアでは精神医療に関する最初の法律が 1904 年に制定された。（日本とほぼ同時期）「ジョリッテ法」と、当時の首相の名前を付けた。

「ジョリッテ法」には強制入院の規定が中心にあり、自傷他害の危険性があって公序良俗に反する規定であるも、パブリックススキャンダルの要件に抵触しないと入院が認められない。しかし、一度入ったら出るのは困難だ。精神病院に入院した記録は内務省の記録に犯罪歴同様に記録される。精神科院長に絶大なる権限が与えられている。医

療的なものが認められたと同時に社会的危険な存在を管理する役割も課せられていた。この「ジョリッテ法」は第一次、第二次大戦、終結後も続いていた。

1968年になって法律431号ができ、マリオッティという社会主義者の名前を取って付けられた「マリオッティ暫定法」によって、自主入院が認められる。

その10年後、1978年3月法律180号成立。作成の中心人物、精神科医フランコ・バザーリアにちなみ「バザーリア法」が成立。この法律で精神病院閉鎖が規定された。

新規の精神病院建設と新規の入院禁止となる。

20年後全ての精神病院閉鎖。イタリア公立の精神病院閉鎖。

（日本と違い、イタリア、ヨーロッパでは公立精神病院が大半）

近代国家をつくるため、ヨーロッパでは文明化された国家をつくることは、伝染病の病院とハンセン病と精神病院をつくることに国家のプロジェクトがあった。

フランコ・バザーリア（1924－1980）精神科医・神経科学者。「バザーリア法」立案、制定によりイタリア全土の精神病院閉鎖。地域で治療する精神医療創出。

日本では、公立設置は財政的に無理だったので地方の名士に資金を援助してもらいつくらせた。

イタリアには私立のクリニックは存在するがベッドはない。私立の精神病院も入院施設はない。但し、司法精神病院はある。犯罪を犯した者に精神病があって責任能力がないと認められた場合、また、刑務所に入っていたものが精神病になって送られるケースがある。イタリア全国に6ヶ所ある。（法務省管轄）医療でない文脈において、司法精神病院、精神科刑務所と呼ぶほうが適切である。

バザーリアは、制度が問題だから施設としての精神病院を無くすと1964年、ロンドンの社会精神医学会で報告をする。

　そのタイトルが「施設化の場所としての精神病院の破壊」

　単に精神病院という空間の破壊ではなく、「制度化」の多様な可能性がきわめて限定されている「施設化」の場所だからこそ精神病院は破壊されるべきと主張。

　制度化の過程においてこそ脱制度化を阻む精神病院という施設の廃絶の論理である。

　「脱制度化」は患者さんの問題であるけれど、それ以上にスタッフの方が問題だ、とはバザーリアと一緒に仕事をしていた精神科医。

　ローマの精神病院を閉鎖するプロジェクトの責任者であった精神科医は「自分たちも一緒に外に出ていって、何より驚いたのは、自分自身にこんなことができるんだ。そんな能力もあったこと、それを発見して驚いた」という言い方をしていた。

　イタリア医師団一行は、京都の精神病院に来て、看護師が居心地いい部屋にしていると案内されて、「これは、もともと、バザーリアの言葉ですけれど『鉄でできていても黄金でできていてもオリはオリなんだ』という言い方をしていた」と語った。あそこで働いている人が悪いという非難ではなく、そこで一番疎外されているのはまさに働いているあなたたちであるというメッセージである。「ほんとうはもっと面白く働けるのに、それができてないでしょう」とスタッフに彼らが語っていた。

　もう一つ言っておかなければいけないのは、病院の中では、やはり病気という考え方を前提にして関係がつくられる。

　「病気というのは、その人の一部にすぎないわけですね。一部なのに前面化して、それで関係性を規定している。そういう風に「制度化」された場所が病院という施設ということです」

　医者と患者は医者と患者ということでしか関係をつくれない。

　役割からずれてみる。役割から出たもの同士が出会う。

　「専門性」という枠に閉じこもることによって、この問題は「専門

家」の問題だからタッチしませんという形で「制度化」が常に起こりうる。

「制度化」とはある場所における関係性のあり方を規定しているもの。

「施設化」とはある種の関係性のあり方が空間的に全面化したもの。

バザーリアたちの場合は、精神病をカッコに括るなかで、それまで当たり前と思っていた関係性のあり方、当たり前と思っていたセッティングを変えると見えてくるものが変わる、人々の関係も変わることに実践のなかで気づいていったことが重要である。

バザーリアの「脱制度化」には哲学的裏付けがある。

当時の実存主義や現象学であり、サルトルやフッサール、メルロ・ポンティで、それらに影響を受けたドイツの現象学的で人間学的な精神医学、ヤスパースやビンスワンガーなどに影響を受けている。

バザーリアの論文の一つ、1954 年「出会いの現象学的分析」で、医者と患者というのは本当には出会っていないと記す。そこには出会いを不可能にしているものがある。医者と患者が真に出会うことを不可能にしているのは、「精神医学という制度、対象を客体化する医学の眼差し」なのだという。

もう一つの論文 1956 年「ヒポコンドリーと離人症における身体」で、ヒポコンドリーというのは症状なのではなく、出来事であると述べる。

問題があるときに、その問題をその人の問題として考えるのではなく、その人が置かれている文脈とか、いろいろな周りとの関係性を含めて、一つの出来事として起こってくるということ。

問題があるところに、その問題をその人の問題と考えるのではなく、その人が置かれた文脈やいろいろな周りとの関係性を含めて一つの出来事として起こっていると考える。

出来事、状況として捉えるのは、その人が悪いからだと一人の人間

に責任を帰属させ、その上で、その原因を病気とか障害として捉え考えることへの批判である。

　何か事が起こったときに、これはＡさんが悪いからと考えること。自分を免罪して、相手が悪いと考える。インタラクションとかコミュニケーションの問題として考えるのではなく、その人が悪いからだと考える。理由付けとしては例えば、そういう性格だからだとか、文化が違うからとか、あるいは病気だからとか。いろいろな理由、説明の付け方があり、「精神病」というものをコミュニケーションにおける逸脱に説明を与えて納得する装置という側面がある。このような仕方で成立していく。

　カテゴリーに基づいた関係をバザーリアは「表象に媒介された外的な関係」であると言う。

　だから出会いが起こらないという。「表象に媒介された外的な関係」が積み重ねられていく結果、いわゆる臨床的な事実というものが形づくられていく。あたかも、それが事実であるかのように見えてくる。そして、事実として見えるような、そのリアリティを支えているのがまさに精神医学という制度であり、精神病院という場所であると、そういうふうにバザーリアは考えたわけである。(出典：Wave論考より、フランコ・バザーリアとイタリアの精神医療改革。松嶋健、広島大学准教授・比較文化論)

人類学は「驚き」を大切にする学問

文化人類学の思考法

　当たり前を疑う。生活の当たり前、会社や社会の当たり前、経済や仕事の当たり前、国家の当たり前が劇的に変化するなか、これまでの「当たり前」から発想を転換する必要がある。文化人類学は「これまでの当たり前」から脱出するための「思考法」である。

　以下、文化人類学者松嶋健氏の言葉を引用する。

　私の専門は文化人類学です。人類学は「驚き」を大切にする学問です。当たり前だとされている様々なことに対して心底驚くこと、そこから、どうしてこんな風になっているのか、なぜこんなことが行われているのだろうと「問い」を発し、その「問い」を他の人たちと共有しうる公共的なものに鍛え上げていく。こうした過程は、どのような研究でも重要ですが、とりわけ人類学に特徴的なのは、自らの感性や情動を大切にする点です。

　AIが全面的に社会システムに組み込まれる時代の到来とともに、近代的な知性ではとても太刀打ちできない状況を私たちは生きることを余儀なくされます。その際、今よりずっと大きな意味もつようになるのは、私たちが、「感じる身体」として存在しているということです。AIにはない「感じる身体」が、環世界を構成している自然や人工物、他の生きものや他の人間たちと交錯し、絡み合うなかから生み出される感覚的、情動的知性。こうした知性は、理性より一段低いものとして近代科学の潮流においては軽視されてきましたが、人類学はこうした知を手放さず、粘り強く研究してきました。

　そして今、感覚的・情動的知性と、そこから立ち上がる関係性は、新たなかたちを取りながら蘇りつつあります。そこから見えてくる古

くて新しい「社会」や「地域」のあり方について研究を行っています。（出典：松嶋健、広島大学大学院人間社会科学研究科マネジメントプログラムより転載）

終 章　ジャズと生きる

縄文を生きる、ジャズと生きる

　筆者は 2009 年から 2019 年の 10 年間、神奈川県立三ツ池公園と共催で「縄文人になろう会」ワークショップを開催してきた。「下末吉台地」（粘土質で知られる）の粘土を使い、縄文土器の成形から野焼きによる焼成といった手順を皆さんと共に行ってきた中で、毎年園内で「座学」を行い、縄文学を研鑽してきた結論が、「縄文ジャズ療法研究所」設立に繋がったものである。

　下末吉台地縄文遺跡から多数の縄文土器・土偶が出土されていることからも、時空を超え、縄文土器がつくれる確信のようなものが生まれ、粘土から、火を起こす間伐材も地産地消を目指した。

　都市公園で厳禁の園内で火気を使用開催することから、神奈川県との調整、理解の上での実現は並大抵のことではなかった。

　ワークショップ開催での縄文土器の野焼きは参加者も感動の渦に包まれた。破損することもなく、それぞれ、自ら制作した土器を目の前に歓喜のうちに分かち合った。

　当ワークショップでは、初心者に、土器・土偶づくりのベースである底の部分の基盤づくりと、2、3 cm 径の蛇状粘土紐の重ね積み（和積み）をアドバイスしたのちは各自のイメージで制作してもらった。

　粘土を自らの感触で、形態をイメージしながら、全体のバランスを取っていくことや、対象の位置と特徴を知覚することで、知覚と認知力をフル活動させることができ、幼少期の粘土遊びといった長期記憶と、制作途上の短期記憶がフル活動することで生成プロセスと、解釈、創造に作用する。土粘土は時間勝負であり、突起物などデコレーションは後からでは乾燥して、水を付けても、土器表面と乾燥速度が違い、密着されず剥がれてしまうのだ。

　集中力と瞬間的判断が必要だ。無心に没頭しつつも全体を観察する

といった意味でもジャズ演奏に近似する。

　リーダーは細かい指示はせず、仕草や様子をみながら最小限のアドバイスに留めることで、自ら完成させたという達成感を味わえる。

　縄文人の土器づくりは、住居内の囲炉裏のそばにおいてあった粘土片が火力で化学変化し、鉄分が溶け固まったことによる発見といわれる。

　私たちは縄文人の遺伝子を受け継ぎ、3〜4000年前の縄文人の活動が色濃く残る「小仙塚貝塚」を目前に縄文土器野焼きを行った。「小仙塚貝塚」からは、今も当時の貝殻を目にすることができる。

［註］

（1）関東ローム層の一つ。旧い順に、立川台地、武蔵野台地に続くのが「下末吉台地」である。3万年前の富士山噴火堆積したのが多摩丘陵である。「下末吉台地」は、1930年、東京大学、大塚弥之助教授により模式地と確認されている。発見地域の名称「下末吉」が冠された。国道1号線川崎〜横浜の中間「下末吉交差点」近くの高台で発見されたことによる。横浜・山手から川崎・溝の口、子母口に広がる標高40〜50メートル級の頂上が比較的平坦な台地の総称である。地表上部は関東ローム層で、その下部6〜7メートルが古箱根カルデラ噴火が堆積した粘土層である。「貝化石の産地」として知られる。12万5千年前の「下末吉海進」による地層である。当時、海底にあった地域であり、縄文時代は浮島状態にあった。

苦悩の存在論

　青年期、ビクトル・フランクルの『苦悩の存在論』が座右の書であり、新宿ジャズ喫茶「DIG」が瞑想道場であり、学校だった。老朽化とバブルの煽りで完全閉店まで毎日通い続けた。

　後年、母親から聞いた話によると、父母が結婚して、2、3年後父親は会社の健康診断で「肺結核」の診断を受け、入院・闘病生活から精神を病み、以来、亡くなる70歳まで無職であり、生活保護を受けながら、弟が小さい頃は母親が背中におぶり、近所の廃品回収業で仕分けの仕事をし、祖母に弟を頼めるようになると、母親は失業対策事業による基幹道路拡大工事作業員に従事。土を固める三角支柱の上部の滑車の綱で重りを引き落とす肉体労働であり、美輪明宏の「ヨイトマケの歌」で知られる。「ニコヨン[1]」として働く。

[註]
（1）定額日給に240円。東京都が1949年制定。

　筆者はカラオケに行くとつい歌いたくなるのが「ヨイトマケの歌」である。小学生の頃、道路工事現場で働く姿の母親を目にし、中学生になると新聞配達のバイトを朝夕刊3年間休みなく続けた。稼いだお金は母親に全額手渡していた。放課後の球技大会などの練習は、先生に「仕事がありますから」と参加したことはなかった。

　幼いころから、漫画を描いているのが好きで、将来の夢は「まんが家」だった。中学生になってからさいとうたかをプロジュニアに参加していて、コマ割りしたストーリー劇画を送り、当時の東京都北区にあったさいとうプロで直接、先生から意見をもらう機会があった。

　筆者はまんが家を目指しており、さいとう先生も中卒であること

や、家庭の経済状態から進学は諦めていた。中３の時、さいとうプロからアシスタントの誘いがあり、参加する気持ちでいたが、父親から、「親を見捨てるのか！」と激怒されしかたなく諦め、学校の紹介の街工場に就職した。

20歳頃、絵の道を諦めきれず、書店で購入した「あなたもイラストレーター」になれるというような本の巻末に絵を描いて切手を貼って送る封筒状のものが添付しており、早速郵送した。

以来、毎週、東京世田谷、等々力の河原淳先生のところで指導を受けた。先生はイラスト "ライター" のはしりであり、文章の脇にイラストを描き、新聞や雑誌に発表していた。

何回か、河原先生主催のグループ展に参加したが、絵に才能がないことを知り、文章で自己表現できたらと、高田馬場の「ジャナ専」に通った。20代半ばである。学校の行き帰りにジャズ喫茶 Intro に通うようになった。（並行して新宿ＤＩＧも通っていた）Intro は、よくジャムセッションを行っていた。

その頃矢崎泰久の編集していた『話の特集』という雑誌で渋谷パルコで読者集会があり、よく参加した。評論家、田原総一朗がテレビマンユニオンにいたころであり、パルコの集会に集っているメンバーに声をかけてきた。東京12チャンネル（現、テレビ東京）「ドキュメント青春」に出ないかと誘われた一人である。筆者は、「人生とは落書き」なる発言をした。師匠、河原淳の著書『らくがき行動学』に影響を受けたものだ。

近所の友達と謄写版でミニコミ誌をつくり、喫茶店などに置いてもらった。月刊誌『らくがき』というタイトルで発行してきた。

その後自然消滅するも書くのが好きで、原稿用紙に手書きで書いていた。ある時友達に読んでもらうと、褒めてくれ、「俺が一緒に出版社にいってあげるよ」の言葉をうのみにし、約束の日、友達の家に行くも、居留守？　だった。愛車の中型バイクが玄関前にあったから

だ。後日聞くと、行きづらくなったとの返事だった。

　筆者、出版社に行くつもりでリストを持っていたので一人で、探しながら出向いた。何社からは、アポは？　とか門前払いだったが、1社のドアをノックすると、偶然編集長がいて、原稿読んでくれると好意をしめしてきた。30分ほどすると、来月から「こんなテーマ」で書いてくれる？　と依頼を受けた。

　題材はサブカルチャーであった。

　1ヶ月後、書店で掲載誌を発見したときは、喜びに飛び上がる程だった。

　翌々月にはギャラが振り込まれていた。以来、その出版社とは担当編集長が代わっても、倒産するまでお世話になった。

　30歳前に結婚した。

　周囲から結婚に反対する声が上がった。妻の兄が精神病院に精神分裂病（現、統合失調症）で30年以上入院しているとの理由だ（妻に同行して数回面会した。閉鎖病棟だった）。今までも人生、目の前の現実を受け止め、受け入れてきた。全てを受け入れようと婚姻の決意をした。

　妻は、歯科助手として家計を支えてくれた。

　歯型を落とし、破損させ院長より叱責されたことにより「鬱病」になり、毎日、死にたいと口にするようになった。打開策を模索し、書籍でユング心理学を学んだ。更に、解決の道を探り、「日本ユングクラブ」に入会した。

　勉強会は、当時、会長がおられた上智大学研究室で行われた。

　会長トーマス・インモース上智大学教授より、ゼミに参加を誘われ、約2年間通った。

　ゼミ参加の行き帰りは、四谷駅前のジャズ喫茶「イーグル」でジャズの洗礼を浴びた。

　小学生の時、神話と言われたトロイア（古代ギリシャ戦争）の発掘者『シュリーマン伝』を図書室で借りて読んだ。

　30代、図書館で手にした岡本太郎の著書で「縄文・火焔土器は深海だ！」に衝撃を受ける。

　後年、地元駅近に「縄文天然温泉」開館の新聞折り込みチラシを目にし、早速日参入湯した。湯中りだろうか、「地元縄文を探索したい」と啓示を得る。図書館資料などで、地元が縄文遺跡の宝庫であることを知る。

　その後、縄文文化に興味をもち、国際縄文学協会に参加した。

　そこで、事務局長から機関誌の原稿依頼を受け、連載となった。

　その団体に出版社の方も来られていて、出版社の担当者に理事長が紹介してくれた。お互いの意向が合わず、縁があったのが宮帯出版社東京支社の内舘朋生編集長である。国際縄文学協会原稿を1冊に纏めたものが『インディオの縄文人』である。

　出版して、お褒めの手紙を頂き、まもなく理事長は逝去された。

　筆者は脳卒中で倒れてからは、商業依頼原稿は引き受けず、自己のホームページの記事やブログが中心である。

　もとより、苦悩に拘泥していた15〜16歳頃、偶然ラジオから流れてきたジョン・コルトレーンのジャズに「生きる啓示」を受けて以来、ジャズ喫茶通いが始まり、「黒人奴隷」関連や「ジャズ理論」など読破してきたものである。無論ベースには頭の先から、つま先まで筆者の身体そのものにジャズが、血肉状態にあり、縄文ワークショップ活動自体、楽器を使わないジャムセッションといえよう。

　筆者、ジャズ演奏はひと握りの選ばれた才能をもち合わせた者でしか不可能と実感、「鑑賞派」に徹してきた。

　「ジャズは反社会的であるが故にヒップだった」とは、かのジャズ評論家岩浪洋三の言葉である。

　岩浪洋三氏は「反社会的勢力」を認めていたわけではない。

ジャズ的に生きるとはヒップに生きることだ

　米国の生んだ最大の作家ノーマン・メイラーは語る。

　ジャズは「ぼくはこれを感じる。そして、そら、きみだっていまそれを感じている」といったからである。存在の根底は探求であり、究極の結果は意味深長であるが神秘不可思議であるという考えにもとづく生活である。ヒップは巨大なジャングルのなかでの聡明な原始人のソフィスティケーションであって、したがってその魅力はまだ文明人にはわからないからである。

　ノーマン・メイラー『ぼく自身のための広告』（山西英一訳）1969年新潮社刊。

　ヒップスターとスクエアーの対比を本書から引用する。

hip		square
ニヒリスティック	×	権威主義
問い	×	答え
自我	×	社会
心理学者としてのマルクス	×	社会学者としてのマルクス
D・H・ロレンス	×	オルダス・ハックスリー
子供	×	裁判官
私生	×	堕胎
ピカソ	×	モンドリアン
本能	×	論理
野性的	×	実際的

（以下・私見の追加）

縄文人	×	弥生人

| 岡本太郎 | × | 横尾忠則 |
| ジャズ演奏家 | × | クラッシック演奏家 |

　ヒップスターは独立心旺盛で、創造的、契約より自由を愛し、人に使われるのも使うのも嫌いだ。そのくせタフに生きていける。スクエアーを直訳すると四角形という意味で、ヒップスターは、新しいものに敏感な人を指す。

　一般的「音楽療法」は、能動的に音楽に参加するものであるが、ジャズを音楽の雄と捉える立ち位置から、ジャズのインプロビゼーションに応えられるクライエントは皆無に等しく、一般の方が「セッション」に参加は不可能と考える。故に、聴取といった「鑑賞」により、秀でたジャズ演奏家との脳内同期（コヒーレンス）することで、心身の不調和を改善可能ではと当研究所【定例会】を開催することになった。

　もとより、ジャズ演奏は、メンバー相互の音による会話により即興的に紡ぎだされたものであり、前頭前野はじめ、旧脳を含む、運動系との総合的インタープレイである。

　精神的不調和改善はもとより、ジャズ独自のリズム感、グルーヴは、運動しなくとも、運動機能を活性化し、セロトニンの亢進を促進することにより、心身のバランスを取るとされる。

　脳神経科学の素人が、本書で脳科学とジャズを取り上げたのは、71歳の時、脳卒中で倒れたのが切っ掛けで脳科学に関心をもったことにもある。以来、YouTube「脳科学の達人」（日本神経科学学会）拝聴や、書籍やWEB上の論考を学んできた中でジャズを聴取しながら推考して纏めたもので、専門家からのご批判や否定は承知の上である。

　筆者からの切望として、ジャズ好きな脳科学者による「ジャズと脳科学」の書籍をお願いしたい。

あるいは、ジャズに関心を持たれた研究者の方に研究対象に加えて頂けますれば望外の幸せである。

　また、出版社の方へ、公立はこだて未来大学の田柳恵美子博士の論文、音楽のパフォーマンスデザインとイノベーション—ジャズにおける即興と革新を事例として—の書籍化をお願いしたい。

　参照させて頂いた、田柳先生はじめ、故川村光毅先生他、先達の研究者にお礼を申し上げたい。

　本が売れなくなって久しいが、文化遺産として良書を発行して頂きたいと思う今日このごろである。

あとがき

　本書を書き下ろすに至り、フレイル（認知症未満）という概念を筆者は精神障害発症未満と位置づけ、心の違和感、精神的不調和段階で、ジャズ鑑賞により感性と悟性の純化が可能との実体験からの確信を元に、地元横浜市の公的施設で月1回、ジャズによるオープンダイアローグとして開催してきた。

　当縄文ジャズ療法研究所のホームページを見た神奈川精神医療人権センター（以下 KP）電話相談員稲川洋様に定例会にご参加頂いた。

　筆者は稲川様から紹介され、KP 定例会に欠かさず参加しており、事務局、濱田唯様より毎月縄文ジャズ療法研究所定例会のチラシを配布して頂いているが、KP からの参加者は主に稲川洋様と KP 会長藤井哲也様の2名様であることはひとえに私の不徳の至るところと猛省するものである。重ねて、稲川洋様、藤井哲也会長、事務局濱田唯様に謝意とお礼申し上げたい。

　ジャズ聴取による脳内変化、活性化は脳科学では解明されており、認知症や、特に、精神的不調和など、精神疾患未満の方には効果が認められている。また、当研究所の定例会参加者の 1/3 を占める統合失調症陰性症状の方もジャズ鑑賞後、心地良さを発言されているが、急性期の方においては、主治医の意向に沿い、ご参加されることを望むものである。

　当研究所定例会に参加されることにより、当事者は精神的バランスを維持し、回復の兆しも見え、支援者やご家族においては、ジャズ効果によりノンバーバルなコミュニケーションを取得し、リレーションがスムーズに行われ、当事者の快癒の兆しを実感されることと思うものである。

　KP の活動自体、社会福祉活動であることは承知しており、活動の

エネルギーに、黒人差別に拘泥することなく昇華した音楽、ジャズにより、感性と悟性を純化するジャズ鑑賞が求められる故である。

ジャズベーシスト、チャールズ・ミンガス（1922-1979）は人種差別反対活動でも知られ、人種差別主義者の白人知事を皮肉ったアルバム「フォーバス知事の寓話」などがある。

この度、日本臨床心理学会、元立命館大学教授滝野功久代表とのリモート面接が行われ、再入会の運びとなった。

本書を纏めるにあたり、滝野功久代表との面談に刺激を得、眠る魂を覚醒することができ、本書、第三章、精神医療の現実を追補した次第であり、謝意とお礼を申し上げたい。

本書の編集に適切なるお計らいを下さった宮帯出版社東京支社、内舘朋生編集長にお礼申し上げるものである。

地元音楽スタジオでのフリージャズデュオコンサート「生きづらさの今」―ジャズによるオープンダイアローグ―がコロナ禍、定員超えの大盛況裡のうちに終演した。内舘編集長は、公演の運営、司会の大任を将して頂いた。更に、開催翌月からは、ジョン・コルトレーンCDによるオープンダイアローグ開催に際し、毎月、ファシリテーターを務めて頂いており、謝意を申し上げたい。

横浜市の公的施設での福祉・保健団体として、当研究所の認証手続きにご尽力下さった神奈川県立三ツ池公園を活用する会元事務局長佐々木美智子女史にお礼と謝意を申し上げたい。

本書を読まれ、ジャズ療法と福祉活動に関心と熱意をお持ちの方、ジョン・コルトレーンが好きな方、当縄文ジャズ療法研究所ボランティアスタッフとして共に活動しませんか。

問い合わせは、縄文ジャズ療法研究所HP「お問い合わせフォーム」より乞う御連絡を。

2024年9月10日　　　　　　　　　　　　金子好伸

参考文献一覧

大黒達也『音楽する脳—天才たちの創造性と超絶技巧の科学』朝日新聞出版　2022

デール・パーヴス　小野健太郎 監　徳永美恵 訳『音楽と人のサイエン—音が心を動かす理由』ニュートンプレス　2022

佐藤正之『音楽療法はどれだけ有効か—科学的根拠を検証する』化学同人　2017

ジュゼッペ・ヴィーニャ　小松 博 訳『絵本で読む音楽の歴史Vol.8　ジャズの歴史』ヤマハミュージックエンタテイメントホールディングス　1998

大熊一夫『精神病院を捨てたイタリア 捨てない日本』岩波書店　2009

相倉久人『ジャズからの挨拶』音楽之友社　1968

木島始『詩・黒人・ジャズ』晶文社　1965

古屋晋一『ピアニストの脳を科学する—超絶技巧のメカニズム』春秋社　2012

ドーソン・チャーチ　工藤玄惠 監　島津公美 訳『思考が物質に変わる時—科学で解明したフィールド、共鳴、思考の力』ダイヤモンド社　2019

ロジャー・ペンローズ　竹内 薫・茂木健一郎 訳解『ペンローズの〈量子脳〉理論—心と意識の科学的基礎をもとめて』筑摩書房　2006

奥村 歩　佐々木久夫 編『音楽で脳はここまで再生する—脳の可塑性と認知音楽療法』人間と歴史社　2008

スティーブン・H・ノブロック　朝井 知・黒澤麻美 訳『精神療法という音楽』星和書店　2009

湯浅譲二・川田順造『人間にとっての音⇔ことば⇔文化：対論湯浅譲二×川田順造 』洪水企画　2012

ケネス・E・ブルーシア　林 康二 監訳　生野里花・岡崎香奈・八重田美衣 訳『即興音楽療法の諸理論　上・下』人間と歴史社　（上)1999（下)2020

武満 徹『樹の鏡、草原の鏡』新潮社　1975

武満 徹『音楽を呼びさますもの』新潮社　1985

リタ・アイエロ 編　大串健吾 監訳『音楽の認知心理学』誠信書房　1998

菊地成孔・大谷能生『憂鬱と官能を教えた学校』河出書房新社　2004

小方　厚『新装版　音律と音階の科学—ドレミ…はどのように生まれたか』講談社　2018

廣瀬浩司『後期フーコー　権力から主体へ』青土社　2011

藤岡靖洋『コルトレーン—ジャズの殉教者』岩波書店　2011

ベン・ラトリフ　川嶋文丸 訳『ジョン・コルトレーン—私は聖者になりたい』スペースシャワーネットワーク　2008

中田光俊『脳機能入門—機能局在から症状・リハビリまで／実際の症状が分かる動画60本付き』メディカ出版　2023

三上章允『カラー図解　脳の教科書—はじめての「脳科学」入門』講談社　2022

加藤俊徳 監『ビジュアル図解　脳のしくみがわかる本—気になる「からだ・感情・行動」とのつながり』メイツ出版　2021

林(高木)朗子・加藤忠史 著監『「心の病」の脳科学—なぜ生じるのか、どうすれば治るのか』講談社　2023

菊池成孔・大谷能生『東京大学のアルバート・アイラー—東大ジャズ講義録・歴史編』メディア総合研究所　2005

相倉久人『相倉久人の〝ジャズは死んだか〟—ジャズ100年史』音楽之友社　1998

平岡正明『ジャズより他に神はなし』三一書房　1991

ノーマン・メイラー　山西英一 訳『ノーマン・メイラー全集　ぼく自身のための広告（上・下）』新潮社　1962

ビクトル・フランクル　真行寺巧 訳『苦悩の存在論—ニヒリズムの根本問題』新泉社　1998

河原 淳『らくがき行動学　生活を豊かにする自己表現』産報　1971

関 裕二『古代天皇家が最も恐れた　縄文国家=出雲王朝の謎』徳間書店　1993

西丸四方・西丸甫夫『改訂25版　精神医学入門』南山堂　2006

小俣和一郎『精神病院の起源』太田出版　1998

鍵谷幸信『音は立ったままやって来る』集英社　1977

バリー・ウラノフ　野口久光 訳『ジャズ栄光の巨人たち』スイングジャーナル社　1975

有田秀穂『セロトニン欠乏脳—キレる脳・鬱の脳をきたえ直す』NHK出版　2003

クリストーフ・シュヴァーベ、ウルリケ・ハーゼ他　中河 豊 訳『出会いの音楽療法』風媒社　2011

ケネス・E・ブルシア　生野里花 訳『音楽療法を定義する』東海大学出版会　2001

武満 徹　小沼純一 編『武満徹エッセイ選—言葉の海へ』筑摩書房　2008

D・W・ハムリン　吉岡一郎 訳『知覚の心理学—ゲシュタルト理論に関する哲学
　　的検討』北大路書房　1990

村井靖児『音楽療法の基礎』音楽之友社　1995

宮内 哲『脳波の発見—ハンス・ベルガーの夢』岩波書店　2020

尾崎幸洋・河田 聡 編『日本分光学会測定法シリーズ32　近赤外分光法』学会出
　　版センター　1996

デヴィッド・ボーム　渡辺 充監　大野純一 監訳　大槻葉子 訳『創造性について
　　—新しい知覚術を求めて』コスモス・ライブラリー　2013

池田魯參『「摩訶止観」を読む』春秋社　2017

呉 秀三・樫田五郎　金川英雄 訳『現代語訳　精神病者私宅監置の実況』医学書
　　院　2012

シュテファン・ツヴァイク　佐々木斐夫訳『フロイド　その人と思想』みすず
　　書房　1952

川村光毅『脳と精神—生命の響—』慶應義塾大学出版会　2006

〔著者紹介〕

金子 好伸（かねこ よしのぶ）

神奈川県出身1948年10月2日生まれ。
フリーライター。縄文ジャズ療法研究所主宰。
所属学会/日本音楽療法学会・日本臨床心理学会・国際縄文学協会
各会員。現代デザイン研究所（河原淳ゼミ）6年修了。
上智大学トーマス・インモース教授にゼミに誘われ「ユング心理学」
を2年間聴講する。脳梗塞発症後、自宅受験でJADP認定メンタル心
理カウンセラー授与。
神奈川県立三ツ池公園共催活動「縄文人になろう会」ワークショップ
2009年〜2019年開催。10周年を期に勇退。
現在、イオンカルチャークラブ神奈川県海老名店にて「縄文人に学ぶ
持続可能な社会」2018年より毎月第一土曜日開講中。
主著：『新装・増補改訂版　ジャズる縄文人』（ミヤオビパブリッシング
2020）

受動的音楽療法としてのジャズ

2024年10月11日　第1刷発行

著　　者　金子好伸
発行者　宮下玄覇
発行所　**MP**ミヤオビパブリッシング
　　　　〒160-0008
　　　　東京都新宿区四谷三栄町11-4
　　　　電話(03)3355-5555
発売元　株式会社宮帯出版社
　　　　〒602-8157
　　　　京都市上京区小山町908-27
　　　　電話(075)366-6600
　　　　http://www.miyaobi.com/publishing/
　　　　振替口座 00960-7-279886
印刷所　モリモト印刷株式会社